Caroline Régnard-Mayer

Wir haben MS und keiner sieht es!

Multiple Sklerose - unsichtbare Symptome

Bibliografische Information der Deutschen Nationalbibliothek:
Die Deutsche Nationalbibliothek verzeichnet diese Publikation in der
Deutschen Nationalbibliografie; detaillierte bibliografische Daten sind im
Internet über http://dnb.d-nb.de abrufbar.

Impressum
© **2015 Orginalauflage, Caroline Régnard-Mayer**
Mit der ISBN: 978-1508-4186-03 (Erstauflage 2015) mit über
200 Rezensionen!

© **2023, komplett überarbeitete Erstauflage**

Kontakt E-Mail: blog@frauenpowertrotzms.de
Satz und Layout: Caroline Régnard-Mayer
Covergestaltung: C. Régnard-Mayer Canva.com
Herstellung und Verlag: BoD - Books on Demand,
Norderstedt, Deutschland
ISBN: 9783757805517

Caroline Régnard-Mayer

Wir haben MS und keiner sieht es!

Multiple Sklerose - unsichtbare Symptome

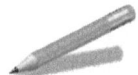 Markieren Sie mit einem Bleistift alles für Sie Wichtige. Arbeiten Sie mit meinem Buch!

1. Einleitung

1.1 Warum dieser Ratgeber?

Die angeblich unsichtbaren Symptome sind für uns, die an der chronisch neurologischen Erkrankung Multiple Sklerose erkrankt sind, ganz und gar nicht unsichtbar! Ich habe dieses Buch geschrieben, um ein Sprachrohr für all die Menschen zu sein, die täglich sich mit der Unsichtbarkeit auseinandersetzen müssen. Wichtig ist mir vor allem: Außenstehende, Angehörige und Interessierte, Neubetroffene aufzuklären und zu vermitteln, zu helfen, zu informieren und um einen Weg zu zeigen, das Lachen trotz unsichtbarer Last nicht zu verlernen.

Jeden Tag zeigen diese nicht offenkundigen Symptome ihre Macht, begleiten uns im Alltag und bei der Arbeit. Sie überraschen uns in Situationen, wo wir sie am wenigsten gebrauchen können. Lassen uns fluchen und leiden, hinterlassen uns hilflos, oft auch von Schmerz gepeinigt.

Manchmal ist es ein Nicht-verstehen-Können, manchmal leider ein Nicht-verstehen-Wollen.

Deswegen meine Botschaft oder Bitte an unser Umfeld: Zuhören und versuchen, Verständnis dafür zu entwickeln, dass es bei der Erkrankung mit den tausend Gesichtern auch ein paar traurige Gesichter gibt, die man, zumindest auf den ersten Blick, leider nicht sehen kann.

Die unsichtbaren Symptome geistern in unserem Körper umher, nicht greifbar und nach außen für unsere Mitmenschen nicht sichtbar.

Wir, die an der MS erkrankt sind oder wie ich immer sage „anders gesund" sind, müssen die unsichtbaren, auf den ersten Blick nicht greifbaren Krankheitszeichen,

für unser Umfeld sichtbar machen!
Wer von uns MS-Betroffenen hat nicht schon so oft hören müssen: „Man sieht Ihnen ja gar nichts an!", „Sie sehen so gesund aus" oder "Sie können doch laufen!" Unsichtbare Symptome ist ein Thema, über das wenig gesprochen wird und über das Angehörige, teils auch Betroffene, zu wenig wissen. Ein Büchlein sollte es werden mit wenigen Seiten, kurzweilig, aber doch auf den Punkt gebracht, was solch angeblich unsichtbaren Symptome beim einzelnen Betroffenen für weitreichende Folgen und Veränderungen bedeuten. Doch eins kann ich Ihnen trotz allem versichern, es gibt auch die Sonnenseiten trotz MS!

Ihre
Caroline Régnard-Mayer

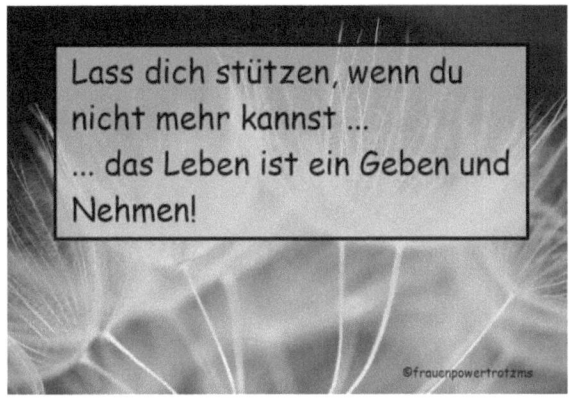

Lass dich stützen, wenn du nicht mehr kannst ...
... das Leben ist ein Geben und Nehmen!

©frauenpowertrotzms

1.2 Allgemeines über die Multiple Sklerose

Die **Multiple Sklerose, kurz MS,** ist eine chronisch-entzündliche neurologische Erkrankung des Zentralnervensystems (Gehirn und Rückenmark), die meist in Schüben auftritt. *Die Symptome der MS entstehen durch Schädigungen der Nervenisolierschicht (Myelinscheide) und den Abbau von Nervenfasern und -zellen.*

Etwa 85–90 % Erkrankter sind vom schubförmigen Verlauf betroffen und etwa 30–40 % gehen nach 10–20 Jahren in den sekundär chronisch progredienten Verlauf über. Die anderen 10–15 % nehmen einen primär chronisch progredienten Verlauf. Aus diesen Gründen nennt man die MS auch die „Krankheit mit tausend Gesichtern". Sie tritt meist im Alter zwischen dem 20. und 40. Lebensjahr auf, mehr Frauen als Männer sind betroffen und sie ist nicht vererbbar. In Deutschland leben ca. 280 000 Erkrankte.[2]

Die Multiple Sklerose zeigt sich als **Entzündung**, verstreut über das Gehirn und Rückenmark. Unser Gehirn sendet Signale über das Rückenmark zum Körper oder empfängt welche, z. B. wie muss ich meine Tasse halten und zum Mund führen oder wie setze ich einen Fuß vor den anderen. Diese Signale werden von sogenannten Nervenfasern geleitet, die mit einer Schutzhülle ummantelt sind, dem sogenannten **Myelin**.

> **MERKE!**
>
> Im Laufe der Erkrankung finden sich in Gehirn und Rückenmark zahlreiche (multiple) Regionen mit Myelinschädigung und nachfolgender Narbenbildung (Sklerose). Diese Regionen werden als **Plaques** bezeichnet.

Dieser Übertragungsmechanismus ist sehr gut mit elektrischen Kabeln zu vergleichen, denn diese sind ebenso von einer Isolierschicht umgeben. Wird ein Stromkabel angeschnitten, kann kein Strom mehr durchfließen. So ist es auch mit dieser Myelinschicht in unserem Körper. Allerdings werden diese Störungen der Signalübertragung durch Entzündungsherde an der Ummantelung, der Myelinschicht, verursacht. Dadurch werden Signale oder Befehle unvollständig übertragen. Es kommt zu diversen Symptomen, wie Blasenschwäche, Spastiken, Missempfindungen in den Armen und Beinen – man greift daneben oder das Bein knickt ein.

1.3 Schübe, Kortison, Remission

Ein **Schub** ist die Summe aus einem oder mehreren Entzündungsherden mit entsprechenden Ausfallserscheinungen. Entwickeln sich also neue oder erneute Krankheitszeichen über Stunden bis Tage, die länger als 24 Stunden anhalten, spricht man von einem Schub. Es sind neue oder frühere Herde, sog. *Plaques*, aktiv. Nachweisbar sind diese Herde mit einem MRT.

Die Behandlung eines MS-Schubes stützt sich in erster Linie auf die Gabe von **Kortison**, bzw. künstlich hergestellte Kortisonpräparate, sogenannte Kortikoide.

Kortison ist ein natürliches Hormon, das in der Nebennierenrinde gebildet wird. Da es morgens vom Körper bzw. der Nebennierenrinde ausgeschüttet wird, sollten auch die medikamentös zugeführten Kortikoide morgens verabreicht werden, um die körpereigene Bildung des Kortisons nicht vollständig zu unterdrücken und die Nebenwirkungen so weit wie möglich zu minimieren.

Meist werden heute hoch dosierte, intravenös zugeführte Kortikoide in der Akutbehandlung eines MS-Schubes bevorzugt. Alternativ werden auch oral mit Tabletten zugeführte Hochdosisbehandlungen angewandt.[3]

Ich persönlich vertrug die intravenösen 3- bzw. 5-Tage-Stoßtherapien mit je 1 g Kortikoiden täglich besser als die oralen Hochdosisbehandlungen. Im Januar 2022 machte ich erste Erfahrungen mit einer Plasmapherese. Diesem Thema habe ich ein eigenes Kapitel gewidmet.

Die intravenöse Gabe von Kortison erfolgt als Kurzinfusion über 60–120 Minuten und kann ambulant gut durchgeführt werden. Zum Schutz vor Magengeschwüren werden gleichzeitig entsprechende Medikamente verordnet. Ein Ausschleichen bei diesen Gaben ist meist nicht erforderlich.

MERKE!

Kortikoide führen nur zu einer Verkürzung und Abschwächung einzelner Schübe, nicht aber zu einer Beeinflussung des Krankheitsverlaufs!

Insgesamt verkürzt und mildert eine Akutbehandlung mit Kortikoiden die Schübe mit den entsprechenden Beschwerden und beschleunigt die Erholung. Der langfristige Krankheitsverlauf wird aber dadurch nicht beeinflusst. Hierfür stehen Medikamente für eine Langzeitbehandlung und Reduzierung der Schubfrequenz zur Verfügung.

Deshalb sollte man bei jedem Schub überlegen, ob die Gabe von Kortikoiden und die damit verbundenen Nebenwirkungen gerechtfertigt sind.

► **INFORMATIONEN zu Kortison und Osteoporose!**

Kortison ist ein Steroidhormon, das häufig zur Behandlung von Entzündungen eingesetzt wird. Es wirkt entzündungshemmend und immunsuppressiv, indem es die Produktion von entzündungsfördernden Stoffen im Körper reduziert.

Ein möglicher negativer Effekt von Kortison auf den Körper ist jedoch, dass es den Knochenabbau beschleunigen und das Risiko für Osteoporose erhöhen kann.

Osteoporose ist eine Erkrankung, bei der die Knochen an Dichte und Festigkeit verlieren, was zu einem erhöhten Risiko für Knochenbrüche führen kann.

Die genauen Mechanismen, die zu diesem Effekt führen, sind noch nicht vollständig geklärt. Es wird jedoch angenommen, dass Kortison den Knochenabbau direkt stimuliert und die Knochenbildung hemmt.

Um das Risiko für Osteoporose[54] bei Kortison-Behandlung zu reduzieren, können verschiedene Maßnahmen ergriffen werden. Eine wichtige Rolle spielen hierbei die ausreichende Zufuhr von Kalzium und Vitamin D sowie körperliche Bewegung und gegebenenfalls eine medikamentöse Osteoporose-Behandlung. Es kann auch sinnvoll sein, die Dosis und Dauer der Kortison-Behandlung zu minimieren, wenn es bei einer Schubbehandlung überhaupt möglich ist.

Nach einem Schub kehren die normalen Funktionen zurück, dann spricht man von einer **vollständigen Remission**, oder das entzündete Nervengewebe vernarbt (sklerosiert) und es kommt zur unvollständigen Rückbildung der Symptome, zur **unvollständigen Remission**. Vor allem nach den ersten Schüben bilden sich die Beschwerden fast immer vollständig zurück. Je länger eine MS besteht, desto unwahrscheinlicher die Rückbildung der Symptome. Nicht so beim primär chronisch progredienten Verlauf. Hier gehen Beschwerden ineinander über ohne wesentliche Rückbildung, allenfalls kommt es zu einem vorübergehenden Stillstand, teils mit zusätzlichen Schüben und mit einer zunehmenden Verschlechterung und Behinderung.[4]

Die Diagnose Multiple Sklerose bedeutet zu Beginn Ohnmacht, Nichtbegreifen und viele Fragen über die private und berufliche Zukunft, sie wirft die Lebensplanung durcheinander. Es ist ein großer Schock für den Betroffenen und seine Familie. Hier ist viel Feingefühl gefragt und es braucht viel Zeit, um dieser Diagnose einen Platz im Leben zu geben. Nichts ist wie vorher und oft müssen berufliche Situationen, der Alltag oder bei jungen Erwachsenen mit MS die schulischen oder arbeitstechnische, akademische oder handwerklichen beruflichen Pläne neu überdacht werden.

1.4 Ein kurzes Statement von mir über meine persönliche Veränderung seit meiner Diagnose

Hier an dieser Stelle möchte ich gerne kurz meine Situation und meine Gedanken zu meiner MS er-zählen, denn heute bin ich nicht mehr derselbe Mensch wie zu Beginn der Diagnose:
Die MS war meine Chance, in der Krise niemals aufzugeben, trotz physischer und psychischer Einschränkungen. Jeden Tag entscheide ich aufs Neue, was mir guttut und wann ich dringend Ruhe brauche. Meine Feldenkrais-Stunden versäume ich fast nie und vernachlässige kaum meine vollwertige Ernährung. Mit Gottes Hilfe veränderte ich meinen Blick aufs Leben.
Mittlerweile kann ich über vieles besser reden, was meine Erkrankung betrifft, und die Multiple Sklerose jedem Fragenden gut erklären. Die Wut ist verflogen. *Alles braucht eben doch seine Zeit.* Sie werden beim Lesen merken, dass ich nicht mehr derselbe Mensch bin, der das erste Buch "Frauenpower trotz MS" geschrieben hat. Und es ist gut so, wie es ist![5]

Heute, nach über 18 Jahren MS-Karriere, nach der Diagnose im Februar 2004, blicke ich selten zurück. *Ich kenne meinen Weg nicht, der vor mir liegt. Das Ende ist weiterhin offen. Aber die Strecke, die ich seit der Diagnosestellung zurückgelegt habe, kenne ich*:
Frust, Zorn, Enttäuschung, Nichtakzeptieren und Kämpfen gegen einen Dämon, der nicht zu besiegen ist. Verlorene Jahre, aber hätte ich sie vielleicht nicht so erlebt und durchlebt, wäre sicher vieles anders gekommen.
Mein Umfeld hat sich dabei auch verändert. *Sich lieber auf das Wesentliche im Leben und im Alltag beschrän-*

ken, auf gute Freunde, und sich unbedingt um sich selbst kümmern, das habe ich erkannt. Ich habe im Laufe der Jahre viel verändert, in kleinen Schritten. Mein Blick richtet sich nach vorn. Ich mache das, was mir guttut, versuche mir meine Träume zu erfüllen. *Das Leben mit MS ist oft ein anderes im Vergleich zu Gesunden. Doch genauso lebenswert.*

Dankbarkeit und Vertrauen in mich, das empfinde ich oft. Wenn der Dämon morgens an meiner Bettkante sitzt und mir einen beschissenen MS-Tag beschert, werfe auch ich kurzzeitig alles über Bord. Dann plane ich um und verbringe gemütlich den Tag zu Hause. Noch vor 13 Jahren habe ich mit meinem Schicksal gehadert, war traurig, aber die Frustration und die Ungerechtigkeit, die ich früher in solchen Gefühlsmomenten verspürte, sind verschwunden.

Das Aufbegehren gegen diese Erkrankung kostet nur Kraft und Lebensqualität. Ich habe sie vor langer Zeit in den Kosmos geschickt und gelernt, mit dem Anders-gesund-Sein zu leben.

Ich bin schon immer ein aktiver Mensch gewesen. Seit 2004 engagiere ich mich in der Deutschen Multiple Sklerose Gesellschaft (DMSG)[6] und bin stimmberechtigtes Mitglied im Kommunalen Beitrag für Menschen mit Behinderung der Stadt Landau. Außerdem schreibe ich regelmäßig Artikel auf meinem Blog. Worte zu Papier bringen und Monate in die PC-Arbeit für ein Buch einzutauchen, das sind die effektivsten Stunden der Verarbeitung, besser als jede Psychotherapiestunde. Wobei ich bei der Wahrheit bleiben muss: Ganz ohne meine Psychotherapeutin wäre es in den schwärzesten Krisenstunden nicht gegangen.

Nach jahrelangem hoch aktivem schubförmigem Verlauf, zuerst vollständiger Remission und später unvollständiger Rückbildung der Symptome, die ganze Therapiepalette an Medikamenten rauf und runter, bin ich heute sekundär chronisch progredient.

Bei meinem Verlauf sehe ich auch etwas Positives. Er ist zwar schleichend, aber die Angst vor Schüben, die mir nicht nur bildlich so oft den Boden unter den Füßen weggezogen hat, oder das Erwachen am Morgen mit einem Schleier oder Doppelbildern vor den Augen, ist vorbei. Ob dieses Schleichen der MS zum Kriechen oder zum Wettrennen mit der Zeit wird, bleibt mir zum Glück verborgen. Ich werde es noch früh genug mitbekommen.

MERKE!

Keine Angst vor Hilfsmittel, sie beißen nicht, geben Ihnen aber Lebensqualität zurück!

Durch die Jahre mit Mitbetroffenen und meiner ehrenamtlichen Tätigkeit bei der DMSG lernte ich eine andere Sichtweise der Erkrankung kennen und verlor die Angst vor Hilfsmitteln wie meinen Rollator oder Rollstuhl.

In meinem ersten Buch schrieb ich über „mein erstes Mal" mit meinem Gehstock. Mittlerweile bin ich im Umgang mit dem Rollator und Rollstuhl geübt. Hilfsmittel gehören zu meinem täglichen Leben dazu. Sie bedeuten Lebensqualität. Seit Jahren konnte ich keine längeren Spaziergänge mitmachen. Seit letztem Jahr besitze ich ein Zuggerät für meinen Rollstuhl. Endlich kann ich Schritt halten bei Ausflügen und rolle selbst durch die Weinberge und die Welt.

Das Rollifahren erlernte ich fachmännisch in der Reha-

Klinik Quellenhof und während eines DMSG-Rolli-Trainings hier in Landau, das ich mit einem Therapeuten aus Bad Wildbad, Sana-Klinik[7], organisierte. Ich kann nur jedem ans Herz legen, das Rollstuhlfahren mit Profis zu erlernen.

Ich versuche mich in Gelassenheit zu üben, lebe meine alten und neuen Träume, verarbeite die alltäglichen Erlebnisse, akzeptiere dort, wo es nicht zu ändern ist, und entscheide für mich und mein Seelenheil, damit es mir mit Madame (MS) und Mademoiselle (Depression) größtenteils gutgeht.

Es ist zwar nicht immer leicht, aber wir sollten es zumindest versuchen – finden Sie nicht auch?

> **MERKE!**
>
> Für ein **Rollstuhltraining** informieren Sie sich in Ihrem Sanitätshaus, der DMSG oder bei Amsel, bei Ihrer Krankenkasse oder vor Ort in Sportvereinen für Menschen mit Behinderung. Versuchen Sie niemals allein mit YouTube-Videos das Rollstuhlfahren zu erlernen!

2. Diagnose Multiple Sklerose (MS) einfach erklärt!

Abgekürzt wird sie mit zwei Buchstaben, MS, und stellt leider das Leben von heute auf morgen auf den Kopf.

Die Multiple Sklerose hat auch eine lateinische Bezeichnung: Enzephalomyelitis disseminata.

MS ist eine neurologische Erkrankung, die das Zentralnervensystem (ZNS) betrifft. Dabei sind Gehirn und Rückenmark betroffen, das als Kommandozentrale für unseren Körper dient.[8]
Krankheitsherde können im Gehirn, Rückenmark und in den Sehnerven vorkommen. Bei jedem Patienten äußert sich die MS mit anderen Symptomen; kaum jemand hat die gleichen Krankheitszeichen.

> ## MERKE!
>
> **MS** ist eine chronisch-entzündliche neurologische Erkrankung und sie ist leider bis heute unheilbar. Sie ist weder ansteckend noch vererbbar. Doch eine genetische Veranlagung kann das Entstehen von MS begünstigen.

In unserem Körper haben wir eine **Blut-Hirn-Schranke**, die das Zentralnervensystem vom Blutgefäßsystem trennt. Sie dient dazu, dass keine schädlichen Stoffe z.B. Bakterien und Viren, in das ZNS eindringen können, denn diese können das Nervengewebe angreifen.
Fieber und Infektionen können zwar die Blut-Hirn-Schranke kurzfristig geringfügig durchlässig machen, aber die Barriere-Störung bildet sich in der Regel zurück.
Das körpereigene Immunsystem greift daraufhin das zentrale Nervensystem an. Deswegen spricht man von einer **Autoimmunerkrankung**.
Die Multiple Sklerose zeigt sich als Entzündung ver-

streut über das Gehirn und das Rückenmark (ZNS). Unser Gehirn sendet **Signale** über das Rückenmark zum Körper oder empfängt welche, beispielsweise wie man seine Tasse halten und zum Mund führen muss, oder wie man einen Fuß vor den anderen setzt. Diese Signale werden von sogenannten **Nervenfasern** weitergeleitet, die mit einer Schutzhülle ummantelt sind, der sogen. **Myelinschicht.**

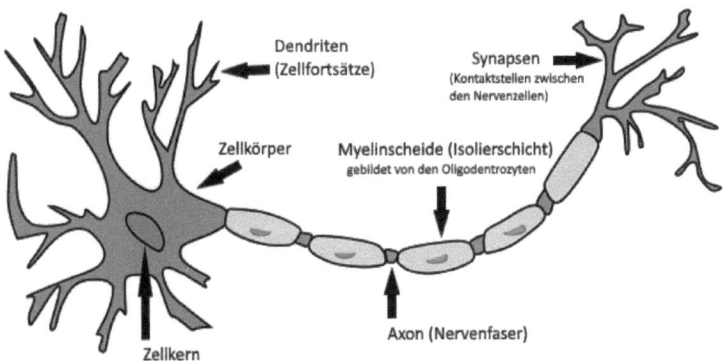

Dieser Übertragungsmechanismus ist sehr gut mit elektrischen Kabeln zu vergleichen, denn diese sind ebenso von einer Isolierschicht umgeben. Wird ein Stromkabel angeschnitten, kann kein Strom mehr durchfließen. So ist es auch mit der Myelinschicht in unserem Körper. Allerdings werden bei MS diese Störungen der Signalübertragung durch Entzündungsherde an der Ummantelung der Myelinschicht verursacht und Signale oder Befehle unvollständig übertragen. Es kommt zu diversen Symptomen, z.B. Blasenschwäche, Sehnerventzündungen, Koordinationsstörungen (man greift daneben oder das Bein knickt ein) und Missempfindungen des Körpers.

Die Diagnose wird meistens zwischen dem 20. und dem 40. Lebensjahr gestellt, betroffen sind mehr Frauen als Männer. Es gibt erschreckenderweise in den letzten Jahren außerdem sehr viele Kinder und Jugendliche, die daran erkranken. In Deutschland leben etwa mehr als 280 000 Menschen mit dieser Erkrankung, weltweit ca. 2,8 Millionen Menschen[9].

Die Häufigkeit der MS steigt mit der geografischen Entfernung vom Äquator; sie ist also unterschiedlich auf die Erde verteilt. Am höchsten ist die Erkrankungsrate beispielsweise in Mittel- und Nordeuropa, im Norden der USA, in Kanada und weiteren Ländern.

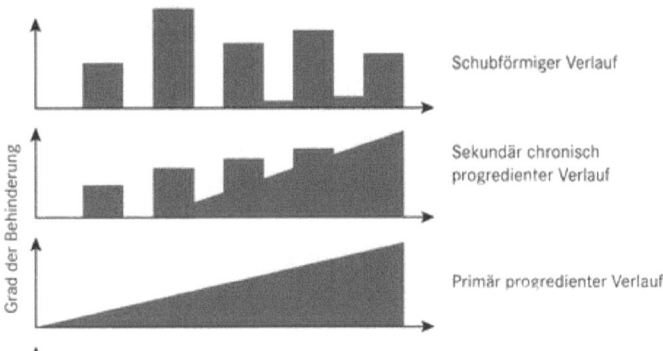

Schubförmiger Verlauf

Sekundär chronisch
progredienter Verlauf

Primär progredienter Verlauf

Grad der Behinderung

2.1 Verlaufsformen

Die Multiple Sklerose verläuft bei etwa 2–5 % mit zu Beginn schneller Verschlechterung und führt im Laufe der Jahre somit zu schwereren Behinderungen. Aber die gute Nachricht ist, dass bei Beginn der Krankheit 80–90 % einen schubförmigen Verlauf **(RRMS)** aufweisen. Und nur etwa 20–40 % gehen nach 10–15 Jahren in den sekundär chronischen Verlauf **(SPMS)** über. Ein primär progredienter Verlauf **(PPMS)** trifft auf etwa 5–10 % der MS-Patienten zu. Bei dieser Form beginnt die Krankheit schleichend und ohne Schübe.

> ## MERKE!
>
> **Es gibt drei Verlaufsformen:**
> **RRMS** – Schubförmig remittierender Verlauf (engl.: Relapsing Remitting MS)
>
> **SPMS** – Sekundär chronisch-progredienter Verlauf
> (engl.: Secondary Progressive MS)
>
> **PPMS** – Primär chronisch-progredienter Verlauf – (engl.: Primary Progressive MS)

Noch immer sind die Ursachen der Entstehung von MS nicht geklärt. **Man vermutet, wenn mehrere Faktoren zutreffen, kann die MS entstehen.**
Solche Faktoren können sein:
Umweltgifte, genetische Veranlagungen, ein gestörtes Immunsystem, der Eppstein-Barr-Virus und frühere Virusinfektionen, Vitamin-D-Mangel, entsprechende Lebensweise mit Rauchen und/oder Alkohol oder auch die Ernährung. *Wissenschaftler und Ärzte auf der ganzen Welt forschen in viele Richtungen.*

Oft werden Betroffene gefragt, ob die MS ansteckend ist. Nein – **sie ist nicht ansteckend!** Denn sie ist keine Viruserkrankung. Ein Vorurteil und Gerücht, das in vielen Köpfen von Außenstehenden leider kursiert.
Direkt vererbbar ist die Erkrankung ebenfalls nicht, aber es wird eine Prädisposition vermutet.
Das heißt, dass Erbfaktoren die Entstehung begünstigen können. Wenn ein Elternteil an MS erkrankt ist, dann ist die Wahrscheinlichkeit, dass die eigenen Kinder erkranken, gegenüber Nichterkrankten sehr geringfügig höher.[10]
Das könnte Sie ebenfalls interessieren:
https://frauenpowertrotzms.de/ms-und-familienplanung-kinderwunsch/

MERKE!

Die MS ist nicht ansteckend.
Die MS ist nicht vererbbar.
Eine Prädisposition wird vermutet.

---

3. Plasmapherese

Bei bestimmten Erkrankungen wie der Autoimmunerkrankung Multiple Sklerose sammeln sich im Blutplasma (flüssiger Anteil im Blut) Stoffe wie Eiweißverbindungen und Antikörper, die sich gegen das Nervensystem richten. Durch die Plasmapherese (Immunabsorption) wird das Blut gereinigt. In seltenen Fällen werden nützliche Eiweiße wie Blutgerinnungsfaktoren, Transporteiweiße und flüssige Komponenten (bspw. aus dem Gewebe) entfernt.
Nach Reinigung des Bluts werden die zuvor abgetrennten Blutzellen mit Kochsalzlösung und Humanalbumin erneut zugeführt. Zusätzlich setzt man blutverdünnende Medikamente (Heparin oder Citrat) zu, damit das Blut im Schlauchsystem des Absorptionsgeräts nicht gerinnt.

Eine Plasmapherese ist eine Option bei schweren Schüben, die nicht auf hoch dosiertes Kortison ansprechen. *Statt die Eskalation der Schubtherapie mit erneutem hoch dosiertem Kortison mit bis zu 2 mg zu verabreichen, stellt die Plasmapherese eine Alternative dar. Es ist ein modernes Verfahren, das aber nicht als Dauertherapie angewendet werden kann.*[11]
In klinischen Studien zeigte die Plasmapherese eine Ansprechrate von 50–86 % bei steroidefraktären (= durch die Gabe hoher Kortikoiddosen ließ sich kein therapeutischer Erfolg mehr erzielen) MS-Schüben.[12]

4. Depressionen oder depressive Episoden

Somit sind wir schon beim ersten der unsichtbaren Symptome bei Multipler Sklerose. Die Diagnose bedeutet eine extreme psychische Belastung des MS-Betroffenen und auch während dieser chronischen Erkrankung kann es immer wieder **zu einer Depression oder depressiven Episoden** kommen. Denn nicht genug damit, dass die MS tausend Gesichter hat, die Begleiterkrankung Depression erhöht den Leidensdruck der Betroffenen zusätzlich und beeinflusst ihr Leben manchmal mehr als die MS selbst.

Die unsichtbaren Symptome der MS, wie chronische Erschöpfung, mangelnde Aufmerksamkeit, seelische Tiefs oder Gedächtnisschwierigkeiten, stellen eine große Belastung für den Erkrankten dar. Ein Gesunder kann dies kaum nachempfinden. *Umso mehr liegt das Augenmerk auf der Aufklärung über Depressionen, die eine ernst zu nehmende, aber heilbare Krankheit darstellt.*

4.1 Was ist eine Depression?

*Eine **Depression** ist eine psychische Erkrankung, die sich durch eine anhaltende und tiefe Niedergeschlagenheit, Interessenverlust, Gefühle von Wertlosigkeit, Energieverlust, Schlafstörungen und Appetitveränderungen auszeichnet.*

Betroffene können sich häufig nicht mehr auf alltägliche Aktivitäten konzentrieren oder sie ausführen, und sie können das Gefühl haben, dass ihr Leben sinnlos oder hoffnungslos ist.

Depressionen können in unterschiedlichen Schweregraden auftreten und von einer vorübergehenden Verstimmung bis zu einer schweren klinischen Depression reichen, die eine sofortige Behandlung erfordert. Es gibt verschiedene Faktoren, die zur Entstehung von Depressionen beitragen können, einschließlich genetischer, biologischer, psychologischer und sozialer Faktoren. Behandlungsmöglichkeiten können psychotherapeutische Ansätze, Medikamente und andere Therapien wie beispielsweise Lichttherapie oder Elektrokrampftherapie umfassen.[13]

4.2 Welche Arten von Depressionen gibt es?

Es gibt verschiedene Arten von Depressionen, die aufgrund ihrer Ursachen, Symptome und Verlaufsweisen unterschieden werden. Hier sind einige der häufigsten Arten von Depressionen[14]:

Major Depression oder eine schwere depressive Episode: Diese Form der Depression zeichnet sich durch tiefe Niedergeschlagenheit, Interessenverlust, Schlafstörungen, Energieverlust und negative Gedanken aus. Die Symptome müssen für mindestens zwei Wochen bestehen bleiben und signifikant die Lebensqualität beeinträchtigen.

Dysthymia oder anhaltende depressive Störung:
Eine Form der Depression, bei der Betroffene chronisch niedergeschlagen und antriebslos sind, aber die Symptome weniger ausgeprägt sind als bei einer Major Depression.

Bipolare Störung oder manisch-depressive Störung:
Diese Form der Depression sind durch Phasen der Manie oder Hypomanie gekennzeichnet, die sich mit Perioden der Depression abwechseln.

Postpartale Depression:
Eine Form der Depression, die bei Frauen nach der Geburt eines Kindes auftritt und durch Symptome wie Schlafstörungen, Reizbarkeit, Stimmungsschwankungen und Niedergeschlagenheit gekennzeichnet ist.

Saisonal abhängige Depression:
Eine Form der Depression, die in den Wintermonaten auftritt und durch Symptome wie Müdigkeit, Gewichtszunahme und Schlafstörungen gekennzeichnet ist.

Psychotische Depression:
Eine Form der Depression, bei dem Betroffenen auch psychotische Symptome wie Wahnvorstellungen und Halluzinationen erfahren können.

Situationsbedingte Depression:
Eine Form der Depression, die aufgrund von stressigen Lebensereignissen wie Trennung, Verlust eines geliebten Menschen, Erkrankung oder Arbeitsplatzverlust auftritt.
Der MS-Patient bleibt oft mit seinen unsichtbaren Symptomen allein und zieht sich letztendlich zurück.

Beachte unbedingt!

Egal um welche Art es sich bei einer Depression handelt, sie gehören immer in die Hand eines Facharztes!

In meinem Buch erfahren Sie nur eine grobe Übersicht, die keinesfalls einen Arztbesuch ersetzen.

Auch die Trauer über verloren gegangene Fähigkeiten und die Angst vor der ungewissen Zukunft spielen auf dem Weg in die Vereinsamung eine bedeutende Rolle. Darüber hinaus verursachen aber die durch MS entstandenen hirnorganischen Veränderungen beim Erkrankten ernste Probleme. Die Depression gehört dazu. Die Schwermut beeinträchtigt seelische und körperliche Funktionen. Die biologische Ursache von Depressionen besteht in einer Funktionsstörung bestimmter Botenstoffe im Gehirn, worauf ich gerne im Folgenden näher darauf eingehen möchte.

4.3 Gibt es eine biologische Ursache bei Depressionen?

Es gibt Hinweise darauf, dass biologische Faktoren an der Entstehung von Depressionen beteiligt sein können. *Insbesondere wird angenommen, dass Ungleichgewichte in bestimmten chemischen Botenstoffen im Gehirn, insbesondere Serotonin, Noradrenalin und Dopamin, eine Rolle spielen können.* Diese Botenstoffe sind dafür verantwortlich, die Kommunikation zwischen Nervenzellen im Gehirn zu regulieren, und eine Veränderung in ihrem Gleichgewicht kann zu einer Stärke der Stimmung, Emotionen und Verhaltensweisen führen.

Darüber hinaus können auch begünstigte Faktoren eine Rolle bei der Anfälligkeit für Depressionen spielen. Studien haben gezeigt, dass bestimmte Gene mit einem erhöhten Risiko für Depressionen in Verbindung gebracht werden können, obwohl die genaue Art und Weise, wie diese Gene zur Entstehung von Depressionen auftreten, noch nicht vollständig verstanden sind.

Es ist jedoch wichtig zu betonen, *dass Depressionen nicht ausschließlich auf biologische Faktoren zurückzuführen sind und dass psychosoziale Faktoren wie Trau-*

ma, Stress und negative Lebensereignisse auch eine wichtige Rolle bei der Entstehung von Depressionen spielen können.[15]

Depressive Menschen ermüden schnell, sie haben Konzentrationsschwächen und Probleme, sich etwas zu merken. Ausdauer und Kraft lassen nach, Entscheidungen fallen sehr schwer und das Urteilsvermögen ist eingeschränkt.
Pessimismus, Schwarz-Weiß-Denken, Hilf- und Hoffnungslosigkeit bestimmen das Leben des depressiven Menschen. Er zieht sich von seiner Familie und dem Freundeskreis zurück, zeigt keine Interessen mehr und das Leben erscheint ihm sinnlos und leer. Schlafstörungen sind oft die ersten Anzeichen, ebenso wie andauernde Appetitlosigkeit. Rund 60 Prozent aller depressiven Menschen leiden darüber hinaus unter körperlichen Beschwerden und Schmerzen, vor allem Rücken- und Kopfschmerzen, Verdauungs- und Herzproblemen, Magenbeschwerden, sowie sexuellem Desinteresse.

▶ Um eine Depression zu diagnostizieren, grundlegend von einem Arzt, muss eine Person über einen bestimmten Zeitraum (in der Regel zwei Wochen oder länger) mindestens fünf der folgenden Symptome zeigen:

- o Niedergeschlagenheit oder traurige Stimmung, die länger als zwei Wochen andauert
- o Interessenverlust oder -mangel an Freude an ausgeprägten Aktivitäten
- o Energieverlust oder vermehrte Müdigkeit
- o Schlafstörungen (wie eine Schlaflosigkeit

oder vermehrtes Schlafen)
- o Appetitveränderungen (wie erhöhtes Essverhalten oder fehlender Appetit)
- o Konzentrationsprobleme oder Schwierigkeiten, Entscheidungen zu treffen
- o Gefühle von Wertlosigkeit, Schuld oder Hoffnungslosigkeit
- o Suizidgedanken oder -versuche

Diese müssen im täglichen Leben einer Person auftreten und können nicht durch eine medizinische Erkrankung oder eine andere psychische Störung erklärt werden. ➡ *Die Diagnose einer Depression wird von einem ausgebildeten Fachmann, wie einem Psychiater oder Psychologen, gestellt.*

4.4 Ursachen einer Depression

Es gibt viele verschiedene Faktoren, die zur Entstehung einer Depression beitragen können. Einige der häufigsten Ursachen und Risikofaktoren sind:
Genetik: Depressionen können in manchen Familien gehäuft auftreten und genetische Faktoren können eine Rolle spielen.
Biologische Faktoren: Veränderungen im chemischen Gleichgewicht im Gehirn.
Weitere Risikofaktoren sind beispielsweise:
körperliche Erkrankungen (z.B. hirnorganische Erkrankungen, Tumore), Medikamente (z. B. Kortison, Interferone, Hormonpräparate), chronische Krankheiten, Depressionen in der Familie, Pflegebedürftigkeit, chronische Überforderung, Dauerstress, wenige positive, aber viele negative Erfahrungen, starre oder wenig flexible Grundeinstellungen, überhöhte Ansprüche, verzerrte Gedankenwelt, Drogen und Alkohol.

Multiple Sklerose begünstigt in 50 % der Fälle die Entstehung einer schweren Depression, nimmt man die weniger schweren Depressionen hinzu, steigt das Risiko auf erschreckende 70 %.

Ein gesunder Mensch kann in der Regel seine Zukunft durch sein Handeln sein körperliches Gesundsein beeinflussen. Ein an MS Erkrankter hat dagegen einen völlig unvorhersehbaren Verlauf seiner Zukunft. Wenn die Krankheit fortschreitet, neue Symptome auftreten oder bestehende sich verschlimmern und zusätzlich ein Arbeitsplatzverlust, Verrentung, Abwendung eines Partners oder der Freunde hinzukommen, verschärft sich die Situation. Diese einschneidenden Verluste führen häufig bei MS-Patienten zu *reaktiven Depressionen*.

Organische Depressionen bei MS-Erkrankten sind oft eine Folge von Entzündungsherden im Gehirn. Auch *unvermittelt auftretende Depressionen* können durch Nebenwirkungen von Medikamenten, z. B. Interferonen oder Kortison, auftreten.
Da die Depression bei MS nicht leicht zu diagnostizieren ist, da typische MS-Symptome wie Fatigue, Konzentrationsschwäche und körperliche Beschwerden auch bei einer Depression vorkommen, sollte man umgehend seinen Neurologen konsultieren. *Unbedingt muss ärztliche Hilfe in Anspruch genommen werden, wenn* zu den genannten Punkten noch Selbsttötungsgedanken, Arbeits- und Leistungsunfähigkeit im Beruf und/oder Haushalt dazukommen.[16]

4.5 Behandlung einer Depression
Eine Depression kann heute gut behandelt und geheilt werden. Die Behandlung einer Depression hängt von

der Schwere der Symptome und den individuellen Bedürfnissen der betroffenen Person ab. <u>Hier sind einige der häufigsten Behandlungsmöglichkeiten:</u>

Psychotherapie: Die kognitive Verhaltenstherapie (CBT) soll dem Betroffenen helfen, negative Gedankenmuster und Verhaltensweisen zu erkennen und zu ändern. Andere Formen der Psychotherapie sind die Interpersonelle Therapie (IPT) und die Psychodynamische Therapie. Welche für Sie die Richtige ist, erklärt Ihnen ihr Arzt oder Psychotherapeut. Eine Psychotherapie braucht Zeit und die aktive Mitarbeit des Patienten.

Unterstützend zu einer Psychotherapie oder auch isoliert, können **Medikamente** verschrieben werden. Antidepressiva, wie selektive Serotonin-Medikamente-Wiederaufnahmehemmer und trizyklische Antidepressiva, können bei der Behandlung von Depressionen helfen, indem sie die Stimmung und den Schlaf verbessern. Sie greifen in die Stoffwechselvorgänge des Gehirns ein und verbessern dadurch die Weiterleitung von Reizen.

✿ Antidepressiva machen nicht unbedingt körperlich süchtig oder abhängig. Doch sollten diese mit großem Bedacht und mit Ihrem Arzt gewählt werden, da es auch abhängig machende gibt.

Außerdem muss erwähnt werden, dass Antidepressiva oft zu Beginn einer Behandlung Nebenwirkungen verursachen. Das können Übelkeit, Verdauungsprobleme und Erbrechen sein, auch Unruhe, Gewichtszu/abnahme und Schlaflosigkeit sein. Meist verschwinden diese Nebenwirkungen nach etwa zwei bis vier Wochen; hier reagiert jeder individuell.

Ebenso muss angesprochen werden, können Beschwerden, wie Schlaflosigkeit, Unwohlsein oder Unruhe vor-

rübergehend auftreten, wenn die Medikamente abge-
setzt werden. Das nennt man ein Absetzsyndrom. *Geduld und der enge Kontakt zu Ihrem Arzt sind essentiell.*

🌀 Erwähnen möchte ich unbedingt, dass die Wirkung
von Antidepressiva ebenso seine Zeit zur vollen Entfal-
tung brauchen. Sie können über Monate oder Jahre
eingenommen werden. *Doch trotzdem ist Vorsicht ge-
boten;* nie abrupt absetzen, eventuell den Medikamen-
tenspiegel messen lassen, regelmäßige Artbesuche und
immer die gleichzeitige Einnahme mit anderen Medikamenten im Auge behalten. Hier kann es zu Wechselwirkungen kommen.
🌀 Ein weiterer Punkt möchte ich außerdem noch
erwähnen, weil oft bei ersten Anzeichen einer nega-
tiven Grundstimmung eigenständig mit pflanzlichen
Mittelchen experimentiert wird.
Pflanzliche Stimmungsaufheller, die bei einer gedrückten Stimmung oder bei Schlafstörungen eingenommen
werden können, gehören in meinen Augen immer in die
Hand eines Arztes. Denn wer weiß als Laie, was sich
unter dieser gedrückten Stimmung verbirgt? ➡ Niemals
selbst behandeln, denn nur ein Fachmann kann zwischen den einzelnen psychischen Erkrankungen, wie
einer Depression, einer depressiven Verstimmung oder
sonstige Erkrankungen unterscheiden!
Manchmal werden bei leichten Depressionen vom Arzt
hochdosierte Johanniskrautpräparate verschrieben,
oder Baldrian, Hopfen, Lavendel, Melisse und Passions-
blume. *Doch bitte nie ohne die Absprache eines Fach-
manns einnehmen, wenn die Diagnose nicht eindeutig
ist.* Ein Beruhigungstee am Abend oder ein Vollbad
schadet sicher nichts, aber ansonsten Finger weg von
einer Selbstdiagnose!

Die Heilung einer Depression kann neben einer eventuellen Psychotherapie und der Einnahme eines Antidepressivas jeder einzelne Patient aktiv unterstützen → **Alternative Behndlungsmöglichkeiten sind:**

- Im Rahmen seiner Möglichkeiten durch Bewegung und sportliche Aktivitäten, Spaziergänge an der Luft.
- Eine Lichttherapie kann zur Behandlung von saisonal bedingten Depressionen eingesetzt werden.
- Ein täglicher Stundenplan, den sie führen und befolgen, zeigt ihnen, was sie zu stark fordert, und hilft ihnen, diese Belastungen gezielt zu vermeiden.
- Versuchen Sie Kontakt zu ihren Mitmenschen zu halten.
- Belohnen Sie sich selbst für die kleinsten Erfolge.
- Haben Sie Geduld mit sich.
- Ernähren sie sich ausgewogen.
- Erproben sie verschiedene Entspannungstechniken, wie Yoga, Progressive Muskelentspannung nach Jacobsen oder Meditation. Entspannungstechniken können helfen, Stress abzubauen und die Symptome von Depressionen zu reduzieren.

Die unterstützenden Maßnahmen waren in meinem Fall erst möglich, als ich durch Medikamente und Psychotherapie eine erste Stabilität erfahren habe. So erging es mir mit meiner Depression. Durch die Psychotherapie traute ich mir wieder mehr zu, und dann hangelte ich mich mit viel Selbstliebe und Geduld aus dem seelischen Tief. Denn wenn ein Mensch am Abgrund steht, will er sich nicht bewegen oder achtet gar nicht auf seine Mitmenschen oder Ernährung. Es ist ihm schlichtweg egal, oder besser gesagt, er hat gar keine Kraft dazu! Sicher habe ich zu lange versucht die Fassade aufrecht zu halten und auch einen Arzt zu konsultieren. Heute handle ich bei den ersten depressiven Verstimmungen. Mittlerweile kann ich die jeweiligen Situationen gut einschätzen.

Es ist deshalb wichtig, Betroffene wirklich ernst zu nehmen, ihnen zuzuhören, um zu verstehen, dass Leid und Schmerz von jedem Menschen unterschiedlich wahrgenommen werden. Nicht sichtbare oder nicht mitteilbare Symptome können „schmerzhafter" erlebt werden als auf den ersten Blick erkennbare.
Mit einem körperlich starken Betroffenen mit sichtbarer Behinderung hat man sofort Mitgefühl, ein „unsichtbar" psychisch Betroffener stößt vielleicht sogar auf Ablehnung, trotz größerem Leidensdruck. Manchmal ist Hilfe für mich, wenn mir jemand nur einfühlsam zuhört, mehr nicht. Und wenn der Leidensdruck so groß ist, dass ich nicht mehr sprechen möchte, genügt es mir, wenn jemand einfach nur bei mir ist und dankbar dafür, wenn ich deshalb nicht auf Unverständnis stoße. Viele MS-Patienten befinden sich in ähnlichen Situationen und haben Schwierigkeiten, verstanden zu werden, weil man gerade "unsichtbare" Leiden nicht so leicht verständlich machen kann.[17]

EIGENE NOTIZEN:

5. Fatigue

Das zweite große Thema für etwa 70 % aller MS-Erkrankten und auch für mich, ist die *Fatigue! Sie bedeutet eine vorzeitige Ermüdbarkeit bis hin zur totalen Erschöpfung.* Es ist sehr schwer für Außenstehende, diesen Zustand zu verstehen, und mehr als einmal habe ich nur Kopfschütteln und unverständliche Kommentare geerntet.

Deswegen gebe ich hier *ein paar Beispiele aus meinem Alltag,* die meine Fatigue deutlich zum Ausdruck bringen:

Mein Sohn erklärt mir beim Mittagessen (die schlimmste Zeit am Tag für mich, was Fatigue betrifft), was er in einem seiner Studienfächer durchgenommen hat. Ich sehe ihn sprechen und höre ihm zu, aber in meinem Gehirn kommt es nicht an. Die Informationen verheddern sich im Kabeldschungel und ich frage nach und sehe an seinem Gesicht, dass er es mir gerade vor zwei Minuten erzählt hat. Geduldig erklärt er es mir nochmals, wenigstens Bruchstücke kommen jetzt an. Irgendwie halte ich die Kommunikation am Laufen. Doch glücklich bin ich nicht, mein Sohn auch nicht. Aber er respektiert diesen erschöpften Zustand und schickt mich ohne böse Worte in meinen Mittagsschlaf.

Meine Tochter berichtet mir von wichtigen Terminen. Da sie sehr schnell spricht, vergesse ich einige Details und schreibe nicht alles auf. Frage ich nach Tagen nach, trifft das auf wenig Verständnis, da ich gestern dasselbe schon einmal nachgefragt habe.

Ich telefoniere mit einer Freundin, und da ich so viele Informationen von ihr erhalte, weiß ich oft nicht mehr, was sie mir zu Beginn berichtet hat. Zum Glück habe ich geduldige Freundinnen!

Ich verabrede mich mit meiner Mutter bei ihr zu Hause nachdem ich meinen Mittagsschlaf genossen habe. In der Zwischenzeit ist meine Tochter nach Hause gekommen und sie nimmt mich mit in die Stadt, um irgendetwas zu erledigen. Den Termin mit meiner Mutter habe ich vergessen und es fällt mir erst beim Nachhausekommen wieder ein. Bei der Arbeit früher fragte ich beispielsweise wochenlang nach dem Einfügen des Diagnoseschlüssels in das Überweisungsformular. Da mir keiner in Ruhe zeigte, wie das geht, und jede meiner Kolleginnen etwas in ihren Erklärungen variierte, bekam ich keine Routine. Fehler waren vorprogrammiert. Ansonsten schlug ich mich mit vielen Tricks durch den Berufsalltag. Ich habe 2016 gekündigt, da sich Symptome wie Konzentrations- und Merkfähigkeiten, und Sprachstörungen nach einem schweren Schub deutlich verschlimmerten.

> **MERKE!**
>
> **Fatigue** ist eine abnorm rasche Ermüdung bis zur Erschöpfung mit verminderter körperlicher Leistung.

Eigentlich sollte man ein Kapitel über „Das Trickleben eines MSlers" schreiben, denn darüber kann wohl jeder sehr viel berichten. Man lernt einfach damit umzugehen, doch wenn es zur Belastung wird, muss man seine Situation ändern. Und zwar umgehend!
Fatigue betrifft tatsächlich die meisten Erkrankten. Durch rasch voranschreitende Behinderung oder auch bei einem schubförmigen Verlauf beeinträchtigen sie das Leben. Oft spielen Medikamente und ihre Nebenwirkungen bei diesem Phänomen eine Rolle, jedoch

auch Schlafstörungen und eine Depression können der **Auslöser** sein. Ebenso werden Entzündungen, die zur Störung der Leitfähigkeit führen, dafür verantwortlich gemacht, wie auch Schmerzen, die ertragen werden müssen und den Schlaf in der Nacht rauben. Auch eine anstrengende Konzentrationsarbeit im Beruf gehört zu den Auslösern.[18]

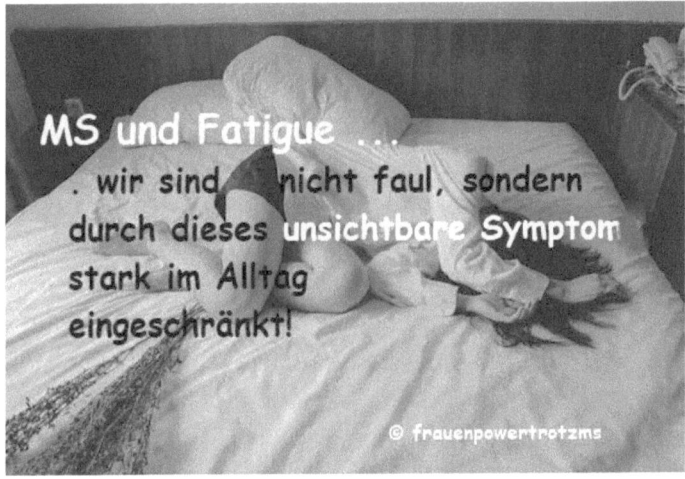

MS und Fatigue ...
. wir sind nicht faul, sondern durch dieses unsichtbare Symptom stark im Alltag eingeschränkt!

© frauenpowertrotzms

5.1 Was kann man gegen die Fatigue tun?

Aus den vielen Gesprächen in den letzten Jahren mit Betroffenen, durch die Arbeit in der Selbsthilfegruppe und meinen Lesern und Freunden steht hier an erster Stelle im Umgang mit der Fatigue, viele *Ruhepausen* einzulegen. Oft hilft es, sich einfach irgendwo eine Viertelstunde lang hinzusetzen und abzuschalten. Nachmittags legen sich sehr viele Leidgeplagte hin und fallen in einen tiefen Schlaf. Vergleicht man hier den Schlaf mit dem eines gesunden Menschen, unterscheidet er sich von der Dauer und dem Zustand nach dem Ausruhen enorm. Dem Gesunden reichen oft 15–30 Minuten und er fühlt sich anschließen fit und leistungsstark.

Der von Fatigue Betroffene schläft tiefer und häufiger bis zu einer Stunde und mehr, fühlt sich nicht immer besser und nicht unbedingt leistungsstärker.

An zweiter Stelle steht die *Aktivität* in Form von Krankengymnastik oder sportlichen Tätigkeiten. Es ist enorm wichtig, seine Mobilität zu erhalten, sich zu bewegen und aktiv zu bleiben. Man darf aber nicht über seine Belastungsgrenzen gehen. Hier bedeutet weniger und öfter mehr als sich einmal pro Woche zu verausgaben.

Ihr*e Physiotherapeut*in weiß natürlich, was Ihnen guttut, aber als *sportliche Aktivität* sollten sie sich eventuell einen leichten Ausdauersport suchen wie Schwimmen oder Walken. Aber auch Yoga, Thai Chi und Feldenkrais begünstigen einen positiven Umgang mit der Fatigue. Es gibt kein Patentrezept. Jeder MS-Erkrankte muss für sich und an seine Lebenssituation und Behinderung angepasste sportliche Betätigung finden. Manchmal sind mehrere Versuche und ein Ausprobieren notwendig, um das Richtige zu finden.

Sport hilft Übergewicht zu reduzieren oder das Gewicht zu halten, verringert depressive Störungen, beugt Osteoporose vor und stärkt das Immunsystem. Es verbessert die geistige Leistungsfähigkeit und steigern die Lebenszufriedenheit und Lebensqualität. Die tiefen Erschöpfungszustände relativieren sich, werden seltener.

Einmal die Woche mache ich nach der Physiotherapie Übungen an Trainingsgeräten in einer Physiotherapiepraxis, angepasst an meinen Gesundheitszustand. Danach fühle ich mich zwar körperlich etwas müde, was ich mit einer Ruhepause kompensiere, aber mein Geist ist frischer, meine Fatigue relativ und beim Mittagsschlaf genügt mir eine halbe Stunde, um dann fit den Rest des Tages zu bestreiten.

Ein Bekannter hat an einer Studie „Körperliche Betätigungen mit leichter bis mittelschwere Behinderung" teilgenommen. Über Wochen wurde ein Programm für jeden Teilnehmer mit und ohne Hilfsmittel zusammengestellt, die Teilnehmer führten während des Zeitraums ein persönliches Tagebuch. Fazit war, dass alle Teilnehmer nach diesen zehn Wochen ihre Beweglichkeit verbessern, teils ihre Laufstrecke optimieren, leichter ihr Gewicht halten oder reduzieren konnten. Die Fatigue und die kognitiven Symptome verbesserten sich. Es war eine neu gewonnene Lebensqualität, die zumindest bei meinem Bekannten bis heute anhält, denn er hält sich immer noch an seinen wöchentlichen Trainingsplan. Die DMSG bietet solche Kurse (Spoks)[19] an.

Ich bekomme es immer wieder von Mitbetroffenen bestätigt, dass ihre Beweglichkeit, Kognition und Fatigue sich durch sportliche Aktivität stabilisieren. Ein anderer aus unserer Selbsthilfegruppe übt seit Jahren das *therapeutische Reiten (Hippotherapie)*, trotz seiner körperlich starken Einschränkungen. Zumindest erzielt er durch das einstündige Üben auf dem Pferderücken unter Leitung einer Reittherapeutin bis zu zwei Tage eine Verbesserung seiner Symptome: Ein paar Meter am Stock oder Rollator zu gehen, bedeutet für den Einzelnen die Welt. Wenn es seine Zeit erlaubt, reitet er deswegen zweimal pro Woche. Hier möchte ich anmerken, dass die Hippotherapie nicht überall angeboten wird und sie nicht sehr billig ist.
Ich selbst bin ein großer Fan vom *Klettern*. Aus diesem Grund habe ich mit einer Freundin eine Gruppe „Klettern mit MS" gegründet. Schon seit sehr langer Zeit las ich über eine Münchner Klettergruppe[20], die Menschen mit leichten bis schwere Beeinträchtigungen

instruiert. Auch Menschen im Rollstuhl klettern in dieser Gruppe, gesichert mit zusätzlichen Seilen. Nach dem Motto: Wer stehen kann, der kann auch krabbeln – eben nur vertikal! Sir Edmund Hillary sagte schon: „Nicht der Berg ist es, den man bezwingt, sondern das eigene Ich."

In unserer Kletter-AG[20] treffen wir uns einmal die Woche für etwa 1,5 Stunden. Klettern macht Spaß, fördert das soziale Leben, motiviert und fördert das Miteinander, verbessert die Beweglichkeit, die Koordination, das Gleichgewicht und die Ausdauer. Wenn ich die Veränderung einer MS-Betroffenen nicht selbst mit eigenen Augen gesehen und miterlebt hätte, hätte ich es vielleicht nicht geglaubt. Zu Beginn konnte sie nur mit Stock und am Arm ihres Mannes in die Kletterhalle laufen. Auf der Straße nahm sie den Rollator. Nach vielen Wochen ließ diese Frau ihren Rollator zu Hause und bewegte sich im Alltag nur mithilfe ihres Gehstocks. Nach weiteren Wochen kam sie ohne Stock zum Training am Arm ihres Mannes, aber verlassen hat sie die Kletterhalle ohne Hilfe mit kleinen Schritten! Hier zeigt sich doch wirklich der Erfolg einer sportlichen Aktivität und des Durchhaltevermögens, auch wenn sich vielleicht nicht bei jedem der gleiche Nutzen und Gewinn einstellt. Aber auch ein kleiner Fortschritt verbessert die Lebensqualität!

Ich habe mein bis dato miserables Gleichgewicht verbessert, durch das ich nicht mehr Fahrradfahren konnte. Zu groß war die Sturzgefahr. Mit dem Rad konnte ich noch bis vorletzten Sommer kurze Strecken fahren. Zurzeit bin ich mit Rolli und Zuggerät unterwegs. Es ist zwar nicht das Gleiche, aber ich bin mobil und muss nicht immer das Auto nehmen.

Wandern, das war meine Passion, von der ich mich bei

meiner lächerlichen Gehstrecke aber schon lange verabschiedet habe.

EIGENE NOTIZEN:

6. Uhthoff-Phänomen

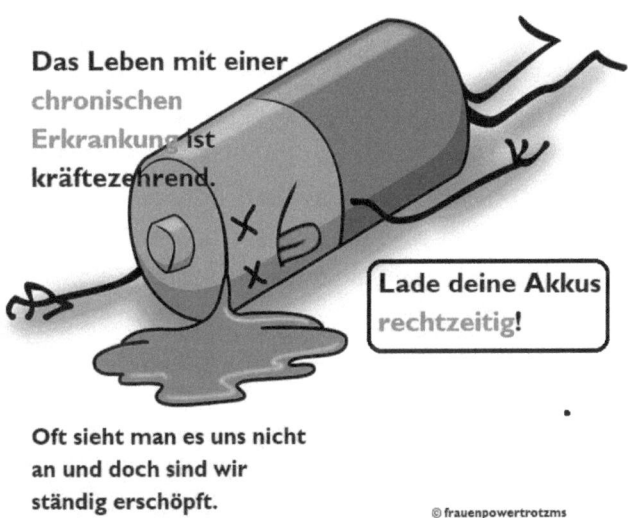

Das Leben mit einer chronischen Erkrankung ist kräftezehrend.

Lade deine Akkus rechtzeitig!

Oft sieht man es uns nicht an und doch sind wir ständig erschöpft.

© frauenpowertrotzms

Wärme kann die Fatigue zusätzlich verstärken. Man nennt es das **Uhthoff- Phänomen**. Als dieses Phänomen bezeichnet man nach körperlicher Anstrengung auftretende vorübergehende Verschlechterung bestehender Symptome, ausgelöst durch die Erhöhung der Körpertemperatur beispielsweise bei Sommerhitze, Saunabesuchen oder heißen Bädern. Vermutet wird eine temperaturbedingte Verschlechterung der Leitfähigkeit der demyelinisierten Axone.

Diese erhöhte Wärmeempfindlichkeit lässt sich sehr gut mit kalten Getränken und Speisen, dem Auflegen von Coolpacks und kalten Duschen und Fußbädern behandeln. Ich selbst habe solche Coolpacks in Form von Waden- und Armbandagen, als Halstuch und Kühlweste. Außerdem meide ich im Sommer die Hitze draußen. Ich halte mich meistens tagsüber in der Wohnung auf und verlege alle Aktivitäten auf den frühen Morgen oder späten Abend.

Helfen all diese Maßnahmen nicht, um die Fatigue zu lindern, dann sprechen sie mit einem Neurologen, denn eventuell können *Medikamente gegen die Müdigkeit* eingesetzt werden. Es gibt Medikamente, die empfohlen werden aber in fachärztliche Hände gehören: ein Derivat des Adamantan und Psychostimulanzien (den Handelsnamen erfahren Sie von Ihrem Arzt). Beide Arzneien bekommt man nur mit einem Privatrezept verschrieben, da es in einer Studie als nicht wirksam eingestuft wurde. Da sich Arzneimittel ständig ändern und es neue Studien gibt, fragen Sie nach den neusten Therapiemöglichkeiten Ihren Arzt.[21]

> **MERKE!**
>
> Als **Uhthoff-Phänomen** bezeichnet man nach körperlicher Anstrengung auftretende vorübergehende Verschlechterung bestehender Symptome, ausgelöst durch die Erhöhung der Körpertemperatur.

Ich nahm die Medikamente zu einer Zeit ein, als sie noch kassenärztlich verschrieben wurden. Bei mir standen die Nebenwirkungen in keinem Verhältnis zum Nutzen dieses Medikaments, aber jeder Mensch reagiert anders. Ein Behandlungsversuch mit einem Antidepressivum zeigte bei mir ebenso nicht den erwünschten Erfolg, wobei diese beide Optionen der Behandlung auf jeden Fall mit einem Facharzt für einen Betroffenen diskutiert werden sollte.

▶ *Eine Fatigue kann auch wie folgt therapiert werden:*
Eine psychologische Unterstützung, Ergotherapie beispielsweise eine Kunsttherapie, Gehirnjogging (Kognitives Training), eine Lichttherapie mit speziellen Lampen.
Mein Umgang mit der Fatigue, wodurch ich auch das Uhthoff-Phänom positiv beeinflussen kann, sind das Üben mit wenigen Gewichten regelmäßig an Geräten in der Physiotherapiepraxis, ich klettere, wenn die Symptome es zulassen, und strukturiere meinen Tagesablauf mit vielen Ruhepausen. Zeitmanagement hilft vielen. Somit habe ich die Fatigue einigermaßen im Griff. Wenn dies an manchen Tagen auch nicht hilft, akzeptiere ich das und reduziere mein Tagespensum aufs Minimum.

EIGENE NOTIZEN:

7. Trigeminusneuralgie

Schmerzen, die vom fünften Hirnnerv, dem Trigeminusnerv, ausgehen, gehören zu den heftigsten Schmerzerfahrungen bei einer MS überhaupt.
Der Trigeminusnerv unterteilt sich in drei Äste: den Augenast, den Oberkieferast und den Unterkieferast.[23]
Die drei Hauptäste des Nervs versorgen wichtige Gesichtsabschnitte mit Sensibilität, wie die Stirn und den angrenzenden Kopfbereich, Augen und Nase sowie die Regionen um Oberkiefer, Unterkiefer und Kinn. Er kann in seinem gesamten Verlauf irritiert werden.
Die Schmerzen schießen meist auf einer Seite unvermittelt scharf und stechend ein, vornehmlich am Kinn sowie an der Wange, aber auch die **Zähne können wehtun.** Die Attacken halten oft nur Sekunden an und können in kurzen Abständen mehrmals hintereinander an einem Tag auftreten. Danach folgen längere, schmerzfreie Phasen, bis der nächste Anfall eintritt. Bei wenigen Betroffenen bleibt dazwischen ein dumpfes Dauerschmerzgefühl bestehen. Häufig sind es bestimmte Ereignisse, die die blitzartigen Schmerzen auslösen, sogenannte Trigger, etwa ein Luftzug, eine Berührung im Gesicht, Zähneputzen, Kauen oder Sprechen, aber auch Stresssituationen. Im Zuge einer Schmerzattacke kommt es mitunter auch zu Muskelkrämpfen auf der betroffenen Gesichtsseite.

Therapie: Zunächst Schmerzvorbeugende Medikamente wie Antiepileptika, Akkupunktur, radiochirurgische Behandlung und teilweise auch operative Eingriffe, wie eine mikrovaskuläre Dekompression.

8. Neuropathische Schmerzen

Diese Schmerzen quälen mich im wahrsten Sinne des Wortes seit Jahren. Was habe ich nicht schon alles ausprobiert und recherchiert!

> **MERKE!**
>
> **Neuropathische Schmerzen** entstehen durch Schädigungen des Nervensystems.

Neuropathische Schmerzen entstehen durch Schädigungen des Nervensystems. Dieses System ist der Schmerzverursacher, anders bei anderen Schmerzen, bei denen die Nervenbahnen lediglich die Schmerzreize übermitteln. Bei den neuropathischen Schmerzen bleibt oft die Nervenschädigung der Nervenfasern im Rückenmark bestehen, und hier sollte man handeln, bevor sie die Lebensqualität beeinträchtigen.[24]
Aus diesem Grund helfen hier die schmerzüblichen Medikamente wie nichtsteroidale Antirheumatika (wie Ibuprofen, Aspirin) oder bspw. Nichtopioid-Analgetika (wie Paracetamol) nicht. Die Symptome dieses Schmerzes

treten bei der Multiplen Sklerose als Trigeminusneuralgie, einem attackenartigen Gesichtsschmerz, auf oder häufig besteht der Schmerz in den Beinen. Der Erkrankte empfindet dies oft als Stechen, Brennen, Ziehen, Kribbeln und plötzlich einschießender Schmerz. *Um hier eine gefestigte Diagnose zu erfahren und um eine entsprechende Therapie einzuleiten, sollten Sie unbedingt einen Spezialisten, Neurologen, Schmerztherapeuten oder eine MS-Ambulanz aufsuchen.* Denn sind diese neuropathischen Schmerzen nicht mit Krankengymnastik und Kühlmaßnahmen in den Griff zu bekommen, hat dies Einfluss auf die Psyche des Betroffenen und nicht selten stellen sich Schlafstörungen, Konzentrationsprobleme und Depressionen ein.

Viele Geplagte sprechen gleichzeitig von Missempfindungen (Sensibilitätsstörungen) an den betroffenen Stellen, die durch das Fühlen von Druck, Kälte und Wärme vermindert sind. Diese sind oft die ersten Anzeichen, die nach einem nicht vollständig zurückgebildeten Schub entstehen.

Konservativ werden sie medikamentös behandelt.

Handelt es sich aber um eindeutige neuropathische Schmerzen, können neben anderen weiter unten besprochenen Therapiemöglichkeiten—sollten sie bereits erfolglos ausprobiert worden sein—eine Reihe von *Medikamenten* zum Einsatz kommen, darunter Antiepileptika, Antidepressiva und Opiate. Sie setzen aber **eine eindeutige Diagnose** voraus, die unbedingt in die Hand eines erfahrenen Mediziners gehört.

Er wird ein ausführliches Gespräch mit dem Betroffenen führen, um Nervenverletzungen oder -schädigungen, etwa durch einen Unfall, auszuschließen und sich die genaue Krankengeschichte (Anamnese) anhören, wenn der Patient ihm nicht genauestens bekannt ist. Vorteilhaft ist es, wenn der Betroffene ein Schmerz-Tagebuch führt, in dem er die Art, Dauer und Intensität der Schmerzen festhält.

Eine vollständige neurologische Untersuchung gehört stets dazu. Hier sind die sensorischen Symptome wie Taubheit, Lähmungserscheinungen und Berührungsschmerzen von Bedeutung. Manche Ärzte bestimmen noch die Nervenleitgeschwindigkeit (AEP, SEP, MEP).

Außer der Verordnung von Medikamenten sollten in meinen Augen unbedingt ausprobiert und besprochen werden:

TENS (Reizstromtherapie), Physiotherapie, Lymphdrainage, Massagen, Akkupunktur und Kühlung.

▶ Probieren sie verschiedene Therapiemöglichkeiten aus, eventuell auch Medikamente, jedoch sollte immer mit einer *hohen Sorgfaltspflicht an die Behandlung heran gegangen werden*, gerade was Arzneimittel betrifft. Meine persönlichen Erfahrungen sind nicht ihre und sollen hier als erste Information dienen. Jeder Patient braucht eine individuelle Behandlung!

Seit fast drei Jahren nehme ich abends und nach Bedarf CBD[1a]-Tropfen[25] und schlafe in einem kühlen Schlafzimmer. Im Sommer gehe ich ohne meine Coolpacks und meine Kühldecke nicht ins Bett. Beim Einschlafen kühle ich damit meine Beine, um einigermaßen ohne Schmerzen einzuschlafen. Gerade im Sommer wache ich gegen Morgen wegen dieser Schmerzen wieder auf. Weitere Kühlakkus liegen im Gefrierfach bereit. Probieren Sie diese Möglichkeiten der Linderung unbedingt aus.

Der kurze Gang und die Bewegung der Beine durchs Laufen sind ebenso lindernd. Im Winter schlage ich einfach die Bettdecke von meinen Beinen zurück, um die Beine abzukühlen. Oft schlafe ich bei dieser Wohltat wieder ein. Überhaupt muss ich jeden Tag für Bewegung sorgen, besonders nach meinem Mittagsschlaf, denn sonst habe ich die Schmerzen nicht im Griff. Hilfreich sind die krankengymnastischen Übungen bei der Physiotherapie und das Ergometer dort.

Ein Ergometer (MotoMed[22]) steht auch bei mir zuhause. Menschen mit fortgeschrittenen Behinderungen oder Rollstuhlfahrer können sich solche Geräte problemlos vom Neurologen verschreiben lassen.

Diese neuropathischen Schmerzen sind so unsichtbar nach außen und innerlich können sie mich an den Rand der Verzweiflung bringen. Ich kann nicht beschreiben, wie oft ich mir nachts überlegt habe in die Notfalldienstzentrale zu fahren. Ziellos bin ich durch die Wohnung gelaufen. Dort in der Ambulanz hätte man mir nicht helfen können, da die herkömmlichen Schmerzarzneimittel nicht wirken. Heulen hätte ich können. Manchmal habe ich laut mit mir selbst geredet und eine imaginäre Gestalt angebettelt, dass sie mir doch helfen möge.

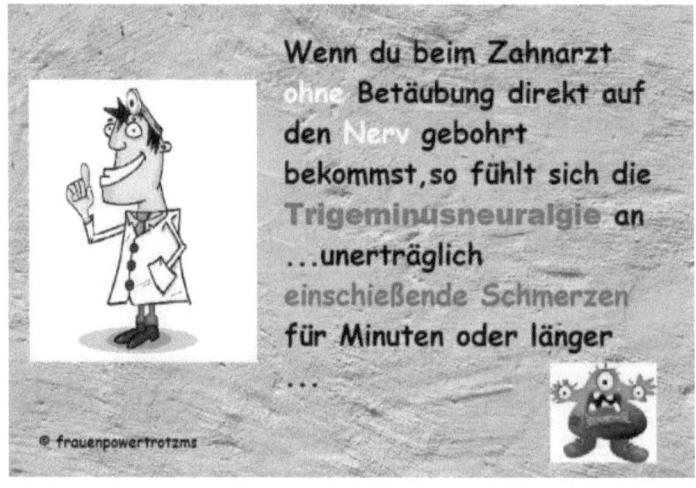

Wenn du beim Zahnarzt ohne Betäubung direkt auf den Nerv gebohrt bekommst, so fühlt sich die Trigeminusneuralgie an ...unerträglich einschießende Schmerzen für Minuten oder länger ...

© frauenpowertrotzms

Einem Nicht-Betroffenen kann man solche Schmerzen einfach nicht klarmachen. Diese nächtlichen Anfälle sind seltener geworden, aber von Zeit zu Zeit überraschen sie mich immer noch. Das CBD war eine gute Entscheidung, ebenso meine eigene Kältebehandlung. Somit erspare ich mir im momentanen Krankheitsstand Medikamente.

MERKE!

Neuropathische Schmerzen zu behandeln sind oft schwierig und langfristig. Die Auslöser zu vermeiden, Einnahme von Schmerzmittel, aber auch Kälte und Ablenkung können zu einer Linderung beisteuern.

Als medikamentöse Therapie setzt dein behandeltender Arzt meistens Antiepileptika, Antidepressiva, Opioide und Cannabispräparate ein.

Weitere Therapiemöglichkeiten liegen bei den behandelnden Ärzten, wie beispielsweise Neurologen, Schmerztherapeuten, Anästhesisten, Orthopäden, Psychologen und/oder Psychiatern. Außerdem kommen Ergo-, Physio- und Physikalische Therapien infrage. Zusätzlich sei noch die Akupunktur, der Reha-Sport, die transkutane Nervenstimmulation (TENS) und deine eigene körperliche Aktivität zu erwähnen.

9. Spastiken

Weitere unsichtbare Symptome der MS sind Spastiken, die erst im fortgeschrittenen Krankheitsverlauf sichtbar sind. Jedoch können auch dezente Spastiken unsichtbar nach außen sein, für den Betroffenen jedoch spürbar belastend.

Eine **Spastik** ist eine erhöhte Muskelspannung (erhöhter Muskeltonus), die wie auch bei den anderen körperlichen Symptomen auf der gestörten Weiterleitung der Nervenimpulse durch die Nervenschädigung beruht. Es kommt zu einer Muskelsteifheit, die den Bewegungsablauf der Extremitäten einschränkt (Lähmung, Muskelschwäche), und es können auch schmerzhafte einschießende Spasmen auftreten, bei denen krampfartige Erhöhungen der Muskelspannung kurzfristig auftreten.

Spastiken können in unterschiedlichen Schweregraden und Ausmaßen und auch mit Begleiterscheinungen oder Auslösern wie Harnwegsinfekten, Hitze und Kälte, Schmerzen und Stress auftreten, je nachdem, wie stark die entsprechenden Gehirnbereiche betroffen sind.

> **MERKE!**
>
> Eine **Spastik** ist eine erhöhte Muskelspannung, der Muskeltonus ist erhöht. Diese überaktiven Makulaturen führen oft zu Verhärtungen und Versteifungen. Dadurch sind die Bewegungen eingeschränkt.

9.1 Es gibt vier Arten dieser Spastiken:

Monospastik – ein Arm oder Bein ist betroffen
Paraspastik – beide Arme oder Beine sind betroffen
Hemispastik – je ein Bein und Arm einer Körperhälfte ist betroffen
Tetraspastik – beide Arme und Beine sind betroffen

Es gibt auch spastische Lähmungen, die man als **Paresen** bezeichnet. Zusammengefasst bedeutet das für die Auswirkungen und die Art der Spastiken, dass die Schädigungen des zentralen Nervensystems und die gestörte Weiterleitung der Nervenimpulse durch die Nervenschädigung maßgebend sind. Denn durch die Schädigungen können Impulse nicht mehr fehlerfrei auf die Muskeln übertragen werden. Das hat zur Folge, dass sich Muskeln anfallsartig zusammenziehen oder dauerhaft. Die Aktivität ist somit nicht mehr kontrollierbar. Aus eigner Erfahrung weiß ich, wie schmerzhaft manche Spastiken sein können und wie eingeschränkt die Beweglichkeit ist.

Hier sei erwähnt, dass ein *frühzeitiges Üben* der Muskulatur zur Kräftigung und Dehnung sehr zum Vorteil für spätere eventuell auftretende Spastiken sind. Ist die Muskelsteifigkeit etwas stärker ausgeprägt, helfen krankengymnastische Übungen, die man am besten jeden Tag zu Hause übt. Kein leichtes Unterfangen, und der innere Schweinehund steht auch mir oft im Weg. Deswegen ist es wichtig, auch Angehörige mit einzubinden. Ein liebevolles Auffordern zum Üben hilft hier doch enorm.

9.2 Maßnahmen zu Beginn und im weiteren Verlauf:

Physiotherapie, Ergotherapie, Trainieren an einem Therapiegerät (wie dem Motomed), Hippotherapie, Entspannungstechniken (wie Progressive Muskelrelaxation nach Jacobsen, autogenes Training), Yoga, Qi Gong und Feldenkrais unterstützen und sollten so früh wie möglich erlernt werden, noch vor Auftreten von Spastiken oder sonstigen körperlichen Symptomen, von denen zum Glück nicht jeder MS-Erkrankte betroffen ist. Aber wie so oft, greifen auch hier die vielen Therapiemöglichkeiten bei der MS alle irgendwie ineinander, und wenn diese Methoden vielleicht manchmal nicht bei einer Spastik helfen, so sind sie doch gegen depressive Verstimmungen oder zum Entspannen hilfreich.

9.3 Maßnahmen bei fortgeschrittenen Spastiken:

Bei weiter vorangeschrittenen Spastiken kommen neben Gehhilfen wie Stock und Rollator und Hilfsmitteln zum Essen und Trinken spezielle Lagerungen in der Nacht zur Anwendung.

Ohne Medikamente geht es oft auch hier nicht. Als Antispastikum wird am häufigsten ein Arzneistoff aus der Gruppe der Muskelrelaxantien verordnet. Die Dosis muss dem Grad der Muskelsteifigkeit angepasst und optimiert werden, um die Nebenwirkungen gering zu halten, hat aber den größten Nutzen für den Patienten. In manchen Fällen müssen zwei Muskelrelaxantien kombiniert werden, wenn die Spastik sehr ausgeprägt ist. Aber auch über diese medikamentöse Therapie entscheidet der Arzt, meine Erläuterungen dienen zur ersten Übersicht.

Ein weiteres Medikament ist ein Cannabis-Mundspray, das schmerzhafte mittelschwere bis schwere Spastiken lindern soll. Es kommt oft zum Einsatz, wenn andere Antispastika nicht wirksam sind. Weitere Informationen sollten Sie bitte beim Neurologen erfragen. Das Spray muss langsam hochdosiert werden und individuell angepasst werden.

Ich selbst habe nur eine dreiwöchige Erfahrung. Mein Hausarzt verschrieb mir das Mundspray gegen die neuropathischen Schmerzen, doch leider waren für mich die Nebenwirkungen nicht akzeptabel.

In erster Linie wird das Spray gegen Spastiken verschrieben. Das erfuhr ich später von meinem Neurologen. Abends nach Einnahme hatte ich Schwindelanfälle und die Sturzgefahr war erhöht. Ich schlief zwar gut, doch ich stand morgens total neben mir und konnte öfters kein Auto fahren. Seit über einem Jahr nehme ich ein Muskelrelaxantien.

Bei schwerer Spastik lernte ich auf einem Vortrag, dass das Muskelgift Botulinumtoxin[26], bekannt als Botox, der „Faltenkiller", eine große Hilfe sein kann. Es wird gespritzt, wenn starke Spastiken z. B. in der Oberschenkelmuskulatur oder der Hand dem Patienten das Leben mehr als erschweren. *Dieses Mittel gehört aber in Spezialkliniken und -praxen*, dort erhalten sie ausführliche Informationen, ebenso über Baclofenpumpen, die eingepflanzt werden, oder Kortisoninjektionen in die Rückenmarksflüssigkeit.

EIGENE NOTIZEN:

10. Tremor

An dieser Stelle möchte ich eine kleine Ausführung zum Thema **Tremor**, dem Zittern geben, das zwar sichtbar ist, aber einfach bei den Symptomen der MS nicht fehlen darf. Es belastet den Betroffenen enorm, schränkt ihn in seinem Bewegungsablauf sehr ein, und leider gibt es kaum Behandlungsmöglichkeiten.

Der Tremor ist eine unwillkürliche Bewegung der Hände, Beine oder auch des Kopfes.

Um den Tremor einigermaßen in den Griff zu bekommen, wird Physiotherapie angewandt, kurzzeitiges Eintauchen des Armes in kaltes Wasser, damit der Betroffene z. B. wenigstens selbst essen und trinken kann, oder der Tremor wird medikamentös behandelt. Leider verringern nur wenige Präparate das Zittern. Aber belastet Sie Ihr Tremor enorm und beeinflusst stark den Alltag, dann sprechen Sie mit Ihrem Neurologen über Betablocker oder ein Antiepileptikum. Die Erfolge der Medikamente sind leider geringfügig, aber oft greift man nach jedem Strohhalm.

MERKE!

Ein **Tremor** ist eine Bewegungsstörung, zurückzuführen auf eine Störung der Nervenzellen im Kleinhirn und Rückenmark. Sie tritt am häufigsten an Händen oder Armen auf, jedoch auch der Rumpf oder der Kopf können betroffen sein.

11. Ataxie

Ebenso sichtbar wie der Tremor ist die **Ataxie**, eine Bewegungsunsicherheit und Störung der Feinmotorik. Manch einer wurde zu Beginn der Krankheit, bevor die Diagnose gestellt war, als Betrunkener betitelt, da er beim Gehen geschwankt hat. Tremor und Ataxie werden auf eine Störung der Nervenzellen im Kleinhirn und Rückenmark zurückgeführt.

In meinem Fall waren Koordinationsprobleme in den Beinen und Arme eines der ersten Anzeichen der MS, lange bevor der Verdacht einer Multiplen Sklerose geäußert wurde. Heute noch greife ich ab und zu daneben oder lasse etwas fallen, da sich die Hand öffnet, ohne dass ich es ihr signalisiert habe. Aber durch ergotherapeutische Übungen habe ich währenddessen dieses "Missgeschick" einigermaßen im Griff. Trotzdem leidet meine Feinmotorik, aber die Verschlechterung schreitet durch die Ergotherapie langsamer voran.

> **MERKE!**
>
> Die **Ataxie** ist eine Störung der Bewegungskoordination und Haltungsinnervation. Typische Symptome sind Koordinations- und Gleichgewichtsprobleme sowie die Neigung zu Muskelschwäche und Gefühlsstörungen.

Feinmotorische Fähigkeiten lassen sich also gut mit *ergotherapeutischen Übungen* trainieren, was aber oft nur nach schweren Schüben verschrieben wird, in einer

Rehabilitationseinrichtung trainiert wird oder man einen guten Neurologen hat. Zwar habe ich einen wirklich sehr erfahrenen Arzt, aber beim Verschreiben von Ergotherapie denkt sogar er in Zeiten meiner Schübe nur an sein Budget. Deswegen lasse ich mir ein Rezept vom Hausarzt geben. Ebenso sollten Sie Physiotherapie machen.

Während einer *Rehabilitationsmaßnahmen* oder bei einem Ergo*therapeuten* kann man manche sehr brauchbare Übungen mit kleinen Bällen, Papier, dem Mikado-Spiel und Therapieknete erlernen. Mittlerweile habe ich das Stricken wiederentdeckt, auch wenn alles langsamer von der Hand geht. Manch einer meiner Leser erzählt mir, dass er ein Instrument erlernt oder mit dem Malen begonnen hat. Hier gilt einfach etwas zu finden, das Spaß macht und die Feinmotorik trainiert.

Im weiteren Verlauf der Erkrankung kommen zu den Gang- und Gleichgewichtsstörungen meist Gefühlsstörungen und Lähmungen dazu.

Auch hier gilt: Sie können auftreten – müssen aber nicht!
Bei Ataxie werden oft ähnliche *Medikamente* wie bei der Behandlung des Tremors verschrieben, wobei diese erst in schweren Fällen zum Einsatz kommen.

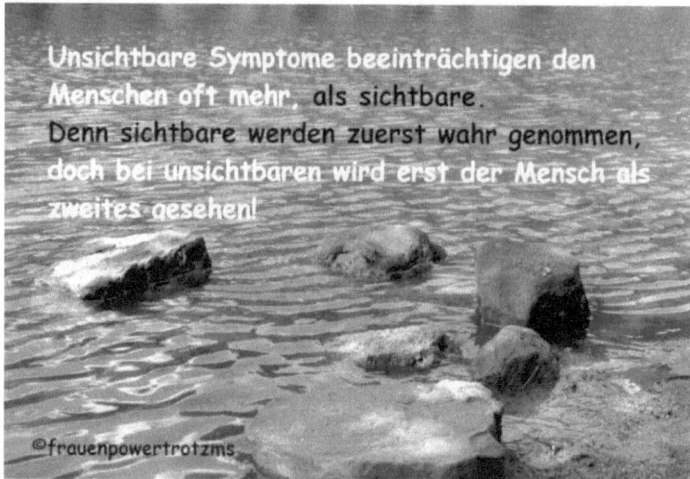

Unsichtbare Symptome beeinträchtigen den Menschen oft mehr, als sichtbare.
Denn sichtbare werden zuerst wahr genommen, doch bei unsichtbaren wird erst der Mensch als zweites gesehen!
©frauenpowertrotzms

12. Kognitive Störungen

Es leiden bis zu 50 % aller MS-Erkrankten unter dieser verminderten Leistungsfähigkeit. *Darunter werden eine herabgesetzte Aufmerksamkeit, Konzentrationsstörungen, vermehrte Vergesslichkeit oder andere Denkstörungen, beispielsweise verringertes geistiges Tempo verstanden.* Dieses unsichtbare Symptom kommt im Verlauf der Erkrankung fast bei jedem zweiten Erkrankten vor. Aus eigener Erfahrung kann ich berichten, dass ich mehr als einmal mit jemandem in meinem Umfeld regelrecht Streit angefangen habe, da ich überzeugt war, dass wir die Angelegenheit längst besprochen hatten oder dass ich eine Sache erledigt hatte. Es war aber nicht so und jeder wunderte sich, aber keiner sagte etwas. Ob eine frühere Diagnose bei mir etwas am Verlauf geändert hätte, bezweifle ich. Zumindest hatte ich ein paar Jahre mehr der Ahnungslosigkeit und Unbeschwertheit.

Durch neuropsychologische Testverfahren[27] wird die Diagnose der kognitiven Störungen gesichert. Hilfreich sind hier Rehabilitationseinrichtungen, die nicht nur dieses Symptom diagnostizieren. Sie therapieren gezielt und fördern den Einzelnen mit Ergotherapie und Computerprogrammen zur Verbesserung der Kognition. Aber auch die medikamentöse Basistherapie beziehungsweise Eskalationstherapie sollten optimiert werden. Denn kognitive Störungen nehmen Einfluss im täglichen und beruflichen Leben.

Die Kosten für ambulante neuropsychologische Behandlungen werden von den Krankenkassen nicht übernommen, wobei sie im stationären und Rehabilitationsbereich einen festen Bestand haben.

Bei **Konzentrations- und Aufmerksamkeitsstörungen** hat der Betroffene oft Schwierigkeiten, sich auf mehrere *Dinge gleichzeitig zu konzentrieren oder sie gleichzeitig zu erledigen*. Stress begünstigt diesen Zustand.

Diese Anforderungen sind im Beruf oder zu Hause mit Kindern immer gegeben. Auch kommt eine Verlangsamung der Geschwindigkeit bei der Verarbeitung neuer Informationen hinzu. In meiner letzten Reha erkannte man bei den Testungen enorme Defizite, die im Zusammenhang mit meiner Fatigue stehen. Meine monatelange Angst vor einer beginnenden Demenz wurde mir von einem kompetenten Arzt genommen.

Bei **Gedächtnisstörungen** sind am häufigsten das Kurzzeitgedächtnis betroffen.

Eine Information wird vom Betroffenen wahrgenommen und richtig eingeordnet, dann erfolgt die entsprechende Speicherung und bei Bedarf wird sie abgerufen. *Hier ist das Defizit*: Die Information ist zwar abgespeichert, wird aber nicht gefunden. Auch geplante Ereignisse, Verpflichtungen oder eingegangene Verabredungen werden nicht gefunden. Mir helfen in manchen Situationen nicht einmal der Kalender oder ein Zettel, denn wenn ich die Information meines Gegen-übers bekomme, sie aber nicht sofort notiere, vergesse ich das Gesagte und finde die Information nicht mehr in meinem Gedächtnis. Solche Situationen machen mir sehr zu schaffen, sie engten auch damals mein Berufsleben ein. Im täglichen Leben kam es ebenfalls zu unschönen Szenen.

Sprachstörungen werden auch zu den kognitiven Störungen gezählt, nicht sichtbar aber hörbar! Sie äußern sich in *Wortfindungsstörungen* oder die Sprache ist nicht flüssig. Als Therapie kommt nur eine Behandlung bei einer Logopädin oder einem Logopäden infrage. Nach einem schweren Schub im Juli 2016 trainierte ich bei einer Logopädin meine Sprache und Atmung. Hier helfen keine Medikamente.

Problemstörungen treten in neuen, unvorhersehbaren Situationen auf, *die schwer oder gar nicht gemeistert werden können.*

Hier habe ich weniger Defizite, aber ich muss psychisch stabil sein, ansonsten versage ich auch hier. Außerdem brauche ich viel Zeit und Ruhe, um neue Situationen zu erfassen und Entscheidungen zu treffen. Manchmal verzettle ich mich aber zu meinen Ungunsten. Im Berufsleben ist es sicher kein leichtes Unterfangen, mit solchen Problemen wie den kognitiven Störungen beziehungsweise unsichtbaren Symptomen umzugehen. 2016 zog ich nach einem schweren Schub die Notbremse bei meiner geringfügigen Beschäftigung in einer Arztpraxis und verabschiedete mich schweren Herzens endgültig aus dem Berufsleben.

Tipp: Ein unterstützendes Training, das interaktive Kognitions-Programm „Stärke deine Fähigkeiten" finden Sie auf der DMSG-Homepage.

EIGENE NOTIZEN:

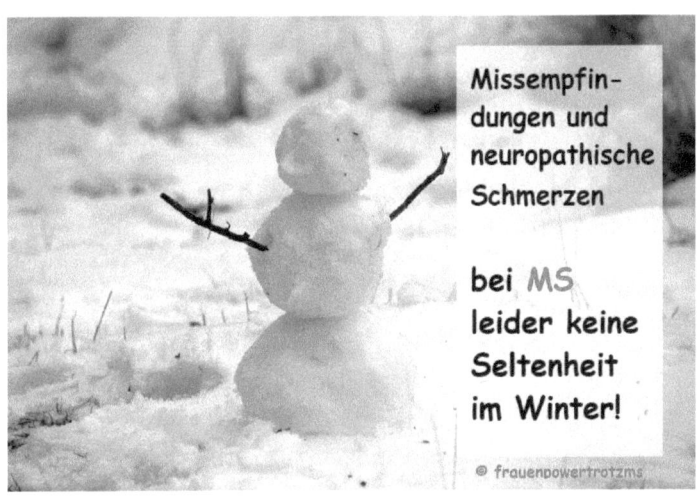

Missempfin-
dungen und
neuropathische
Schmerzen

bei MS
leider keine
Seltenheit
im Winter!

© frauenpowertrotzms

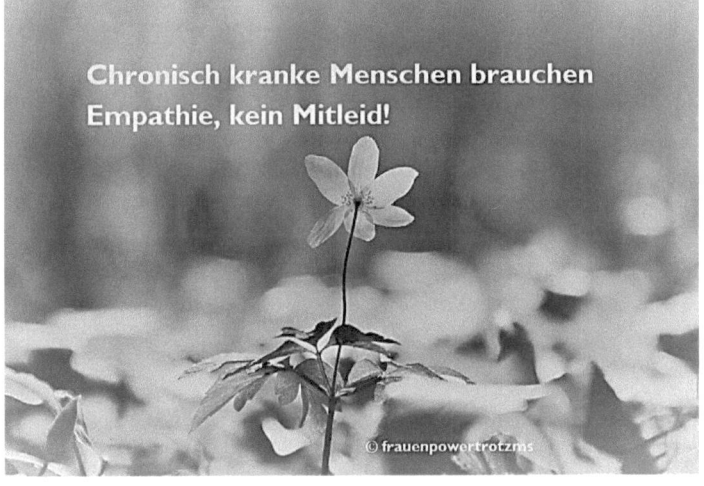

Chronisch kranke Menschen brauchen
Empathie, kein Mitleid!

© frauenpowertrotzms

13. Sehstörungen

Sehstörungen – unsichtbarer geht es nicht mehr. Hier ist der MS-Erkrankte von verschwommenem Sehen, Doppelbildern, unfreiwilligen schnellen Augenbewegungen und sehr selten von einem völligen Erblinden betroffen. Auch beschreibt der Betroffene oft „ein Schleiersehen" oder „wie durch ein Milchglas".

Die Ursache hierfür sind **Sehnerventzündungen** (Optikusneuritis), oft begleitet von Bewegungsschmerzen. Es sind häufig die Nerven am Augenhintergrund, Sehnervenabschnitte hinter dem Auge oder Störungen im Hirnstamm (bei Doppelbildern) betroffen. Es kommt meist über Stunden bis Tage zum „Verschwommen sehen" und manchmal bis zum völligen Verlust des Sehvermögens.

Die Bewegungsschmerzen sind oft die ersten Anzeichen. Sehstörungen könne sich ganz oder teilweise innerhalb von Tagen bis Wochen zurückbilden. Leider nicht bei jedem Patienten.

> **MERKE!**
>
> Bei **Sehstörungen** ist die Sehfähigkeit entweder durch eine Entzündung des Sehnervs oder Schwachstellen in den Nerven der Sehmuskulatur verschlechtert.

Bei der *Feststellung dieses Symptoms* ist der Augenarzt gefragt, der beide Augen getrennt voneinander mit einer Gesichtsfeldüberprüfung untersucht. Der Neurologe führt ein sogenanntes VEP (visuell evoziertes Potenzial) durch. Mit dieser Untersuchung können sowohl

frische als auch frühere abgelaufene Sehnervenent-
zündungen nachgewiesen werden. Ebenso können
leichte unbemerkt verlaufende Entzündungen mit dem
VEP festgestellt werden. Als *Therapie* werden immer
hoch dosierte Kortikoide eingesetzt.

Vor vielen Jahren wachte ich morgens auf und sah alles
doppelt. Bewegte ich den Kopf zu schnell auf die Seite,
drehte sich alles und mir wurde schwindlig. Beim VEP
zeigten sich keine Anomalien und zu meinem großen
Glück verschrieb mein Neurologe trotzdem eine Korti-
son-Stoßtherapie. Nach Tagen besserten sich meine
Sehstörungen, die mit starken Bewegungsschmerzen
abliefen. Diese Symptomatik, die sich quasi über Nacht
entwickelte, war eins meiner schlimmsten Erlebnisse
mit der MS.

EIGENE NOTIZEN:

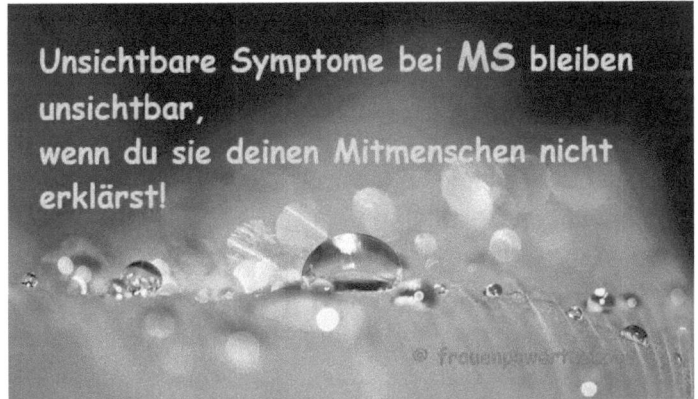

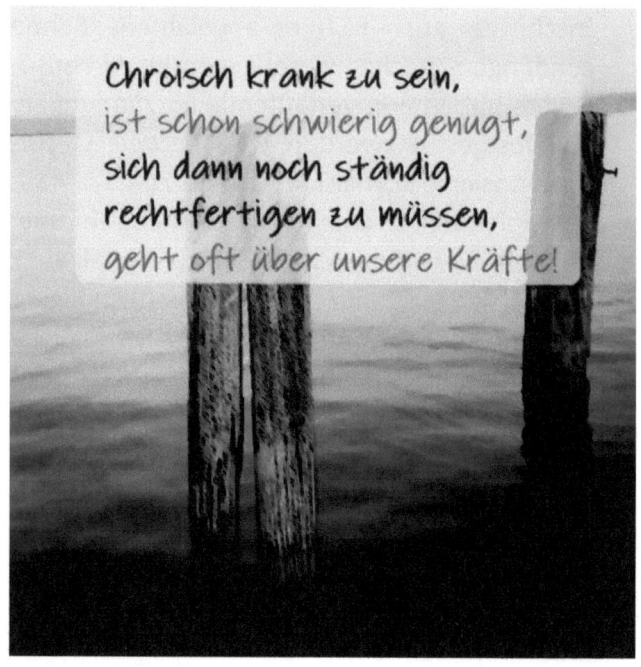

Chroisch krank zu sein,
ist schon schwierig genug,
sich dann noch ständig
rechtfertigen zu müssen,
geht oft über unsere Kräfte!

14. Nystagmus

Der Nystagmus, auch Augenzittern genannt, eine Augenerkrankung, die häufig auftritt. Beide Augen zittern unkontrolliert oder zucken. Der Nystagmus tritt in verschiedenen Formen auf. Er äußert sich durch Schlag- oder Pendelbewegungen des Auges.

Nystagmus wirkt sich sowohl auf das Sehen als auch auf das Selbstbild aus. Die meisten Menschen mit Augenzittern leiden auch oft unter einer Seheinschränkung. Dabei schweifen die Augen kontinuierlich über das, was sie betrachten. Dadurch kann man kein klares Bild sehen. Nystagmus schränkt den Alltag und die Lebensqualität enorm ein.[28]

Jede Gehirnerkrankung wie Multiple Sklerose oder ein Gehirntumor kann einen Nystagmus auslösen. Sind die Bereiche, die die Bewegung kontrollieren durch die

Krankheit geschädigt, wirkt sich das auf die Augen aus. Außerdem können Schwindelgefühle und Gleichgewichtsstörungen auftreten.

Therapien sind unter anderem Kompensationsmechanismen, medikamentöse Behandlung, eine Operation und Botulinumtoxin.

> **MERKE!**
>
> **Nystagmus** bedeutet eine unkontrollierbare, rhythmisch verlaufende Bewegung der Augen.

Der **Nystagmus** ist eine Augenerkrankung – und bis heute noch nicht vollständig heilbar. Das Zucken und Zittern der Augen gehören umgehend in ärztliche Behandlung (Augenarzt und Neurologe). Denn es kann Hinweise auf neurologische Erkrankungen oder pathologische Veränderungen des Gleichgewichtsorgans bedeuten. Eventuell sollten Sie noch abschließend den HNO-Arzt konsultieren.

EIGENE NOTIZEN:

15. Geschmacksstörungen

Diese Störungen sind sehr selten. Mein Neurologe meinte vor Jahren, ca. 0,5 % der MS-Erkrankten seien betroffen. Die Störung des normalen Schmeckempfindens nennt man **Dysgeusie**[29]. Ist der Geschmackssinn nur teilweise beeinträchtigt, spricht man von einer **Hypogeusie** und der vollständige Verlust nennt man eine **Ageusie**.

Oft entstehen Geschmacksveränderungen und Störungen während der Gabe von hoch dosierten Kortikoiden, die sich in kurzer Zeit zurückbilden.

Nicht so bei einer Dysgeusie oder Ageusie. Man unterscheidet verschiedene Unterformen.

Das normale Schmecken ist unterschiedlich verändert oder es kommt zu einem kompletten Geschmacksverlust. Werden Gehirnnerven, die für die Geschmackswahrnehmung zuständig sind, geschädigt, kommt es zu diesen unsichtbaren Symptomen.

> **MERKE!**
>
> Eine **Dysgeusie** ist eine Geschmacksstörung (Schmeckstörung). Der Betroffene hat einen unerklärlichen metallischen Geschmack im Mund. Andere schmecken Süßes als bitter oder überhaupt nichts mehr.

Das Essen sieht der Erkrankte auf seinem Teller, aber da verschiedene Geschmacksknospen betroffen sind, werden diverse Geschmacksrichtungen, wie salzig, süß, sauer nicht geschmeckt und das Essen schmeckt fade – unsichtbar für Außenstehende. Werden diese Störungen als einschneidend empfunden, dann sprechen Sie bitte Ihren Neurologen an.

Ursachen einer Dysgeusie können demnach sein:
- eine Schädigung der Geschmacksknospen (Infektionen der Atemwege oder Mundschleimhaut oder Rauchen)
- eine Schädigung der Gehirnnerven, die für die Geschmackswahrnehmung verantwortlich sind (Gesichtsgürtelrose oder Kopfoperationen)
- Störungen betreffend des Schmeckempfindens im Gehirn (Hirntumor oder Schädel-Hirn-Traumata oder psychiatrische Krankheiten)

Die Behandlungen der verschiedenen Dysgeusien richten sich je nach Erkrankung, Einnahmen von Medikamenten und zugrunde liegenden Ursachen. Durch die *vielschichtigen Auslöser* und oben erwähnten Gründe gibt es deswegen auch *verschiedene Therapieoptionen*.

EIGENE NOTIZEN:

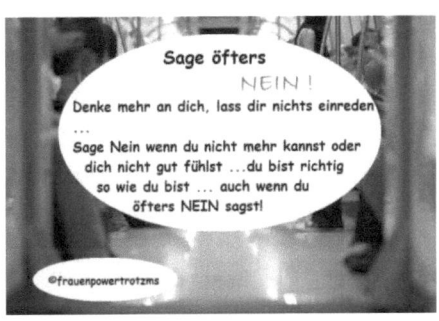

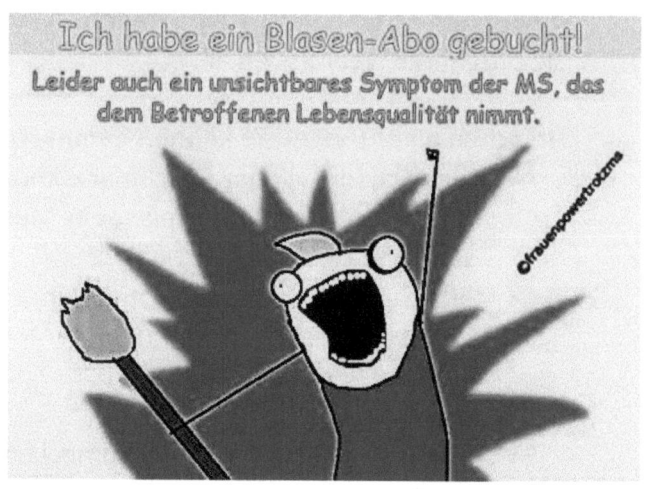

Ich habe ein Blasen-Abo gebucht!

Leider auch ein unsichtbares Symptom der MS, das dem Betroffenen Lebensqualität nimmt.

#frauenpowertrotzms

16. Blasenstörungen

Unsichtbar, doch wenn es in die Hose geht, sichtbar! **Blasenstörungen** – etwa 70 bis 80 % der MS-Erkrankten[30] sind davon betroffen. Formen und Ursachen können sich im Verlauf der Erkrankung ändern.

Leider habe ich nach mehreren Schüben ein Blasen-Abo auf Dauer gebucht. Ich las nicht das Kleingedruckte und kaum, dass ich mich versah, saß ich mitten in diesem urologischen Theater! Manch peinliche Situation könnte ich hier erzählen, aber sie können es sich sicher denken: Das Unsichtbare wurde sichtbar und die Scham stand mir ins Gesicht geschrieben.

Vor der Wohnungstür oder direkt vor der Toilette zu Hause atmete ich erleichtert jedes Mal auf, denn die „Waschmaschine steht gleich neben der Dusche und der Kleiderschrank befindet sich um die Ecke. Mein Sohn hört schon am Aufschließen der Wohnungstür und meinem schrillen Schreien nach seinem Namen, dass es seine Mama eilig hat und sich in „Not" befindet. Er lässt alles liegen und fallen, reißt die Badezimmertür auf und ich verschwinde fluchend im Bad. Er schließt dann die Wohnungstür und sammelt alle Gegenstände auf, die ich auf meinem Fluchtweg fallen gelassen habe. Aber welch Schmach, es ist bereits außerhalb des Badezimmers passiert!... Bitte um Vorschläge! Denn ich kann nur auf Medikamente, Ersatzkleider oder zu Hause bleiben verweisen.

Bei Blasenstörungen ist der *Urologe* gefragt. Hier sollte am besten ein *Miktions-Tagebuch* mitgebracht werden, in dem die Häufigkeit des Wasserlassens und welche Symptome sie verspüren, z. B. unwillkürlich, heftiger Harndrang etc., eingetragen sind. Es ist überhaupt sinnvoll, von Beginn an, nach den ersten Beschwerden, regelmäßig den Restharn und den Urin kontrollieren zu lassen.

Kurzfristig zunehmende Blasenbeschwerden bedeuten oft einen **Harnwegsinfekt**, der bei leichten Beschwerden mit wirksamen und gut verträglichen pflanzlichen Mitteln (Phytopharmaka) behandelt werden können, doch bei schweren Infekten sind am sinnvollsten Antibiotika. Doch maßgeblich ist bei der Entscheidung Ihr Urologe.
Nicht nur während eines Infekts soll der Betroffene viel trinken, aber auch ansonsten braucht der Mensch Flüssigkeit und sollte 1,5 bis 2 Liter zu sich nehmen. Ich habe bei mir schon oft beobachtet, dass es keinen Unterschied für mich macht, wenn ich wenig trinke, um z. B. im Theater oder Kino nicht auf Toilette zu müssen, oder wenn ich den ganzen Tag gleichmäßig über den

Tag verteilt trinke. Wenigstens habe ich während der Vorstellung weniger Durst und kann mich besser konzentrieren. Es ist mir mit den Jahren auch nicht mehr peinlich, während der Vorstellung aufzustehen und hinauszugehen. Das Aufschnaufen der anderen überhöre ich, denn das Unsichtbare soll unsichtbar bleiben.

> **MERKE!**
>
> **Blasenstörungen** können auftreten, wenn eine Fehlfunktion oder Verletzungen des Nervensystems bei MS vorliegen. Es gibt verschiedene Arten von Blasenstörungen. Die Blase als Muskel muss mit dem zentralen Nervensystem (ZNS) zusammenarbeiten. Nervenzellen im ZNS können bei der MS angegriffen oder zerstört werden, dadurch kommt es zu Blasenfunktionsstörungen.

Blasenstörungen müssen unbedingt regelmäßig kontrolliert und oft auch medikamentös oder mit sonstigen Maßnahmen behandelt werden, denn die Folgeerscheinungen sind Rückzug aus dem sozialen und beruflichen Leben. Viele vereinsamen, was nicht sein muss!

16.1 Harnwegsinfekte

Harnwegsinfekte bilden sich auch oft in einer nicht ganz entleerten Blase, da dies das Wachstum von Bakterien begünstigt. Mit Ultraschalluntersuchungen wird kontrolliert, ob sie zu Restharnbildungen neigen. *Diese sind meist zu Beginn sehr gut mit* einem speziellen Blasentraining und Beckenbodenübungen bei einem Physiotherapeuten oder mit speziell entwickelten Geräten in einer urologischen Praxis zu erlernen. Diese Therapiegeräte sind Biofeedback-Geräte, die vom Urologen rezeptiert und zu Hause mindestens zweimal am Tag und über viele Wochen angewendet werden. Bitte sprechen Sie ihren Uro- oder Neurologen darauf an.

16.2 Dranginkontinenz

Ein weiterer Grund der Blasenentleerungsstörungen kann eine Verkrampfung der Blasenwand sein. Es kommt zu häufigerem und heftigerem Harndrang, mehrmals nachts, aber zu keinem Restharn. Man nennt diese Art auch Dranginkontinenz (*spastische Blase*).

Als *Therapie zur Erhöhung der Blasenkapazität* kommen anticholinerge Medikamente, Kondom-Urinal (für Männer) und Inkontinenzeinlagen (für Frauen und Männer), Nasenspray zur Nacht oder bei wichtigen Terminen, Blasentraining, regelmäßiger Toilettengang, Zeitabstände des Toilettengangs langsam erhöhen und Beckenbodengymnastik infrage.

Sprechen Sie bitte ausführlich über diese Themen und Behandlungsmöglichkeiten mit ihrem Urologen. Meine Ausführungen dienen als erste Informationen und ersetzen keinen Arztbesuch!
Kommen Medikamente ins Spiel, ist der Fachmann gefragt, egal um welche Symptome es sich bei der Multiplen Sklerose handelt.

Viele Betroffene haben sicher, ebenso wie ich, schon Vieles ausprobiert und ihre Therapiemöglichkeiten gefunden. Denn es gibt nichts Peinlicheres, als wenn es „in die Hose geht".

16.3 Restharnbildung

Im weiteren Verlauf einer Blasenfunktionsstörung kann es auch zu Restharnbildung kommen, wenn das Zusammenspiel von Blasenmuskel und (innerem oder äußerem) Schließmuskel gestört ist, die sogenannte **DSD-Blase** (Detrusor-Sphinkter-Dyssynergie). Man verspürt nur geringen Harndrang und die Blasenentleerung ist verzögert bzw. der Harnstrahl endet plötzlich, obwohl die Blase noch nicht entleert ist. Es kann zu erheblichem Restharn kommen.

Ähnlich verhält es sich bei der sogenannten **schlaffen Blase.** Hier ist die Restharnmenge bei schlaffer Blasenwand groß und es besteht kein Harndrang. Der Urinabgang ist spontan bei einer Erhöhung des Blasendrucks, beispielsweise beim Husten oder bei Druck auf die Blase. Deswegen spricht man auch von einer „**Überlauf-Blase**".

Beide Arten von Blasenstörungen können Blaseninfekte durch Restharnbildung verursachen. Hier wird mehrfach tägliches **Katheterisieren** (Einmalkatheter) durchgeführt.

Zur *Diagnosestellung der Blasenstörungen* werden Miktionsprotokoll, Restharnbestimmungen mit dem Ultraschall, Laboruntersuchungen des Urins und urodynamische Untersuchungen durchgeführt. Und keine Angst – es tut nicht weh!

Literatur:
„Symptomatische Therapie bei MS" (2009) zu bestellen unter www.dmsg.de
„Basiswissen zu Multipler Sklerose" (2006) zu bestellen unter www.dmsg.de
„MS-Blase und Darm unterstützen" www.biogenidec.de
Fachzeitschrift „Perspektiven" zu bestellen unter www.coloplast.de
♥ Mein Ratgeber „Keine Angst vor der Blase"

EIGENE NOTIZEN:

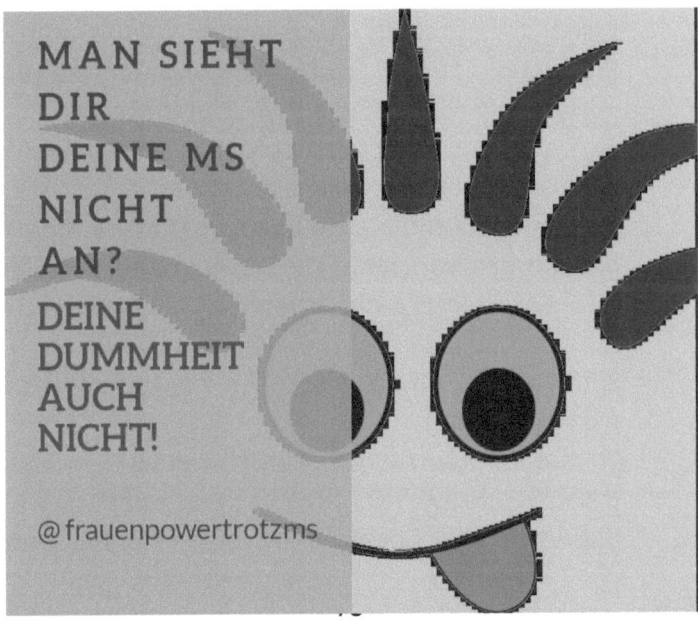

17. Darmstörungen

Bei diesem Thema, das etwa 40-70 % der MS Erkrankte betrifft, ist es umso wichtiger, sofort zu handeln! Denn schnell kommt es beim Betroffenen zum Rückzug und er fühlt sich ausgegrenzt. Die Zahlenangaben sind ungenau, da das Thema noch immer tabuisiert wird.

An erster Stelle steht die Neigung zur **Verstopfung** (Obstipation). Durch die eigene eingeschränkte Bewegung kommt es oft zu diesem Problem, aber auch eine ballaststoffarme Ernährung und geringe Flüssigkeitsaufnahme begünstigen die Obstipation. Die Darmtätigkeit wird von verschiedenen Nerven reguliert, diese können bei der MS angegriffen sein und deswegen kommt es oft zur Darmträgheit. Ebenso kann auch die Verkrampfung des Schließmuskels dafür verantwortlich sein und der Darm entleert sich nicht.[31]

16.1 Das kann helfen

Essen Sie deshalb ausgewogen. Vollkornprodukte, Pflanzenöle, Nüsse, Obst, Salate und Gemüse sind sehr wichtig und trinken Sie 1,5 bis 2 Liter pro Tag. Bewegen Sie sich, wenn es möglich ist, so lange Sie aktiv sein können.

Aber auch Darmmassagen und ein Glas warmes Wasser am Morgen vor dem Frühstück können sehr hilfreich sein. Sprechen Sie mit ihrem Arzt, ob Sie eventuell ein Abführmittel oder einmal wöchentlich kleine Wassereinläufe oder Glycerinzäpfchen zur Unterstützung anwenden sollen.

Einmal am Tag zur gleichen Uhrzeit ist ein Toilettentraining sehr wichtig. Es verhält sich ähnlich wie beim Blasentraining. Ebenfalls hilfreich sind Beckenbodenübungen, die von einem Physiotherapeuten*in erlernt werden können, gleich den Darmmassagen. Bewegung ist das A und O, deswegen sollten Menschen im Rollstuhl regelmäßig ihre krankengymnastischen Übungen (z. B. mit einem Beintrainer) zu Hause durchführen. Leichter gesagt als getan, aber es führt kein Weg daran vorbei. Hier sind die Angehörigen gefragt!

Liegt allerdings eine **Stuhlinkontinenz** vor, ist das ein Fall für Fachleute! Die wahrscheinliche Ursache sind reflexartige Darmbewegungen als Folge einer Sensibilitätsstörung des Enddarms oder eines schlaffen Schließmuskels. Die Folge ist: Der Darm entleert sich häufig ohne Vorwarnung.

Die Stuhlinkontinenz wird mit *Medikamenten* behandelt, die das Wasser aus dem Stuhl absorbieren und ihn dadurch fester machen, oder sie hemmen die Darmmuskeln, je nachdem, was der Facharzt diagnostiziert hat. Ebenso gibt es *diverse Hilfsmittel* wie Adsorbentien (aufsaugende Mittel) und medizinische Kohle oder regelmäßiges, gezieltes Abführen mit Klistier oder einem Rektalkatheter. *Ebenso gibt es* sogenannte Anal-Tampons.

Eine sehr hilfreiche Informationsseite ist das Portal von der Fa. Coloplast (www.coloplast.de).
Literatur:
„Pflege bei MS" (2009) zu bestellen unter www.dmsg.de oder siehe Literatur oben unter Blasenstörungen.
Mein Buch „Pflegende Angehörige brauchen Auszeiten"

EIGENE NOTIZEN:

18. Sexualität

Ich nenne diese Überschrift bewusst nicht Störung, auch nicht **sexuelle Dysfunktion**, denn dieses Thema bedeutet viel Sensibilität für jeden Einzelnen von uns. Die MS zeigt uns jeden Tag unsere Grenzen, ob sichtbar oder nicht, auch bei der Sexualität stoppt sie nicht. Unsichtbar, der Verlust der körperlichen Liebe, Gefühlschaos, Rückzug, Wortlosigkeit, Resignation ... umso mehr sollten wir über dieses Thema miteinander reden und aufeinander zugehen. Sexualität ist das Natürlichste der Welt und sollte das auch bleiben, trotz chronischer Erkrankung, trotz Eingeschränktheit.

Sexuelle Störungen[32] sind nicht primär der MS zuzuschreiben, denn die psychische Belastung durch die Erkrankung schleicht sich in alle Lebenslagen ein und ebenso können Medikamente wie Antidepressiva der Verursacher sein. Auch hier variieren die Angaben zwischen 40 bis 80 % der Betroffenen. Ein klärendes Gespräch mit dem Neurologen oder Psychotherapeuten helfen in solchen Situationen. Jedoch ist das Wichtigste die Gespräche mit dem Menschen, den Sie

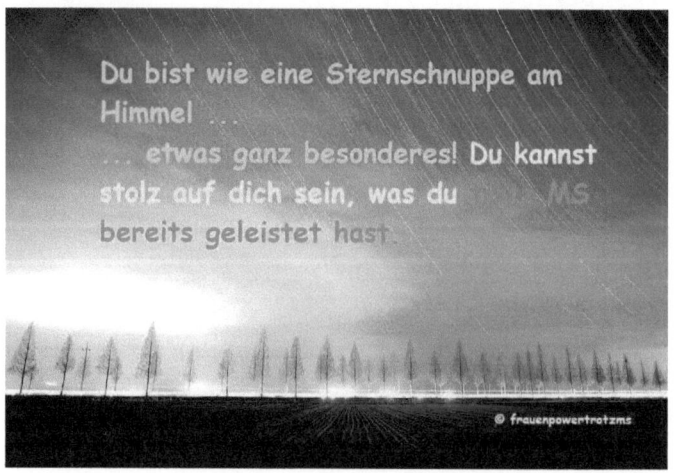

Du bist wie eine Sternschnuppe am Himmel ...
... etwas ganz besonderes! Du kannst stolz auf dich sein, was du MS bereits geleistet hast.

© frauenpowertrotzms

lieben. Viel Geduld ist gefragt, wenn man lustlos und gehemmt ist, Angst oder körperliche Funktionsstörungen hat. Liebe ermöglicht viel, doch sollte man sich nicht scheuen professionelle Hilfe in Anspruch zu nehmen. Patienten verschweigen oft auch bei ihrem Neurologen die sexuellen Störungen, umgekehrt fragen viele Ärzte nicht danach. Was sehr bedauerlich ist, da viele MS-Betroffenen gerade unter dem Verlust der Sexualität leiden.

MERKE!

Eine sexuelle Funktionsstörung nennt man auch **sexuelle Dysfunktion**. Gründe gibt es viele, die häufigsten bei Multiple Sklerose sind Nervenschädigungen und/oder haben psychische Ursachen.

Versuchen Sie zumindest offen über alles mit Ihrem Partner zu sprechen. Dies setzt natürlich eine gute Partnerschaft voraus. Schreiben Sie, wenn es Ihnen leichter fällt als zu reden. Kommt es zu ersten Partnerschaftskonflikten, dann suchen Sie sich unbedingt entsprechende Hilfe! Ebenfalls sehr hilfreich sind Fachbücher und Fachzeitschriften, wenn die Hemmschwelle noch zu groß ist oder um erste Tipps in Eigenverantwortung umzusetzen.

Beide Partner müssen mit der neuen Situation erst einmal zurechtkommen, wobei jeder im Verlauf der Erkrankung immer wieder Veränderungen hinnehmen muss. Diese sollten man mit Gesprächen und Aufeinanderzugehen zu lösen versuchen.

Schaffen Sie ein ruhiges Umfeld zu einer Tageszeit, wo Sie ungestört miteinander reden können.

Sprechen Sie Ihre Erwartungen und Wünsche aus, denn der andere kann nicht wissen, was Sie denken und fühlen. Dadurch treten Erwartungsängste und Enttäuschungen erst gar nicht auf. Seien Sie offen für Neues und bleiben Sie neugierig. Es gibt so vieles, was man zusammen neu entdecken kann. Lassen Sie Ihren Neurologen nie außen vor, denn er kann ihnen zusätzlich, wenn unbedingt gewünscht, mit Medikamenten helfen.

Bei Frauen mit MS ist häufig die Orgasmusfähigkeit und eine trockene Scheide (Lubrikationsstörung) der Grund für sexuelle Störungen, aber auch Medikamente (wie Antidepressiva) führen zu Unlust.
Teils verhindern auch starke Spastiken und Schmerzen das Ausüben der Sexualität. Es werden Hormonpräparate und Gleitgels empfohlen, bei Spastiken evtl. eine Therapie mit Botulinumtoxin. Aber wichtig ist, was das Paar möchte und ob es zu solchen Maßnahmen wie Botulinumtoxin greifen will. Sprechen Sie mit Ihrem Gynäkologen und Neurologen, eventuell auch mit ihrem Urologen.

Viele Betroffene haben mir auch erzählt, dass sie sehr berührungsempfindlich sind, Spastiken in den Händen das Streicheln des Partners unmöglich machen, die Fatigue sie sehr beeinflusst oder auch die Inkontinenz. Hier sollte unbedingt das Gespräch mit einem Fachmann*frau ihres Vertrauens, gesucht werden.

Die unsichtbaren Symptome greifen in das Miteinander und die Liebe zweier Menschen gravierend ein und dann muss man sich solch Sätze wie „Man sieht dir nichts an!" anhören. Ich gebe offen zu, hier werde ich schon mal garstig!

Bei Männern mit MS liegt häufig eine Erektionsstörung bzw. -schwächung vor. Hier können, wie bei Frauen, Medikamente (Antidepressiva) und Spastiken die Ursache für sexuelle Störungen sein.

Bei Errektionsstörungen kommen Potenzmittel zum Einsatz, sollten aber unbedingt mit dem Neurologen, Urologen oder Fachärzten für Sexualmedizin bzw. für Sexualtherapie abgeklärt werden. Eine gute Adresse ist in diesem Zusammenhang die Deutsche Gesellschaft für Sexualtherapie. http://www.dgsmtw.de/, denn es kann zu Wechselwirkungen mit anderen Arzneimitteln kommen und diese Medikamente dürfen auf keinen Fall bei koronaren Krankheiten eingenommen werden! Beeinflussen Spastiken und Medikamente die Dysfunktion, dann sind Physiotherapeuten und Neurologen gefragt.

Die Sexualität bei MS-Erkrankten stellt die Paare vor große Herausforderungen. Man sollte versuchen, gemeinsam einen Weg zu finden. Neue Wege müssen eingeschlagen werden und nur ein offener ehrlicher Austausch führt zu einer weiterhin dauerhaften Beziehung. Respekt und eigene Wünsche zu äußern sind sehr wichtig. Ebenso sollte man dem gesunden Partner die Möglichkeit geben, sich zu erholen, Hobbies nachzugehen, die man nicht mehr gemeinsam machen kann. Geben Sie sich Zeit, haben Sie Geduld und seien Sie gemeinsam offen für Neues. Es ist kein leichter Weg, aber mit Geduld, Respekt und viel Liebe können Sie es erreichen – und das wünsche ich Ihnen von ganzem Herzen!

Den Singles unter uns, so wie ich einer bin, kann ich nur den Rat geben, verpassen Sie nicht den richtigen Zeitpunkt der Aufklärung ihres neuen Partners. Am besten zu Beginn des Kennenlernens, besonders wenn Sie „ach so gesund aussehen" ohne sichtbare Symptome. Doch bei diesem Thema den richtigen Rat zu geben, ist schwierig.

Die meisten Männer nahmen nach dem ersten Gespräch mit mir sofort ihre Füße in die Hände und verschwanden recht schnell, aber was will ich mit einem Partner, der beim ersten Problem resigniert? Lassen Sie sich nicht davon entmutigen! Denn auch wir MS-Erkrankte sind gute Partner, die lieben und geliebt werden wollen – und die eben anders gesund sind. Und wer verspricht uns, dass unser Partner ein Leben lang gesund bleibt?

Literatur:
Buch „Familie, Partnerschaft und Sexualität" von T. Jasper ISBN 3-936525-07-2 Deutscher Medizin Verlag
Fachzeitschrift „Sexualität und Partnerschaft", zu bestellen unter www.amsel.de
„Familienleben mit MS", zu bestellen unter www.dmsg.de

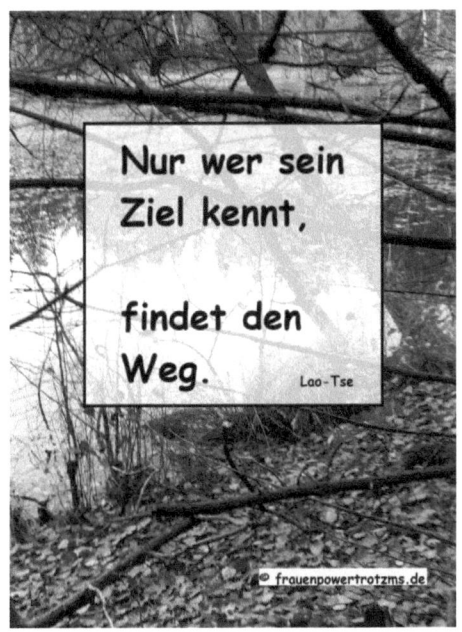

Nur wer sein Ziel kennt,

findet den Weg.

Lao-Tse

© frauenpowertrotzms.de

EIGENE NOTIZEN:

19. Alternative oder unterstützende Therapien oder Maßnahmen

Ich werde über meine Erfahrungen mit alternativen, unterstützenden und gut gemeinten Ratschläge berichten, die mich zunächst vom Interferon wegbrachten, am Ende aber wieder zur Schulmedizin zurückführten. Jeder Tipp von Ihnen war interessant, informativ und ich danke dafür.

Denn es gibt Tage, da zweifelt man alles an, hofft auf ein Wundermittel und vergisst doch schnell, dass das Wunder in einem selbst liegt. Denn ohne über die eigene Krankheit aufgeklärt zu sein und mit anderen Betroffenen sich auszutauschen und sich gegenseitig zu stützen und unterstützen, tritt man auf der Stelle. Offen für alternative und unterstützende Therapien oder Maßnahmen, passiert noch nicht einmal ein Wunder.

19.1 Colostrum

Vor Jahren bekam ich wieder einen gut gemeinten Ratschlag von meiner Freundin und die von einer Bekannten aus der Kur, deren Sohn gute Erfolge mit Colostrum[33] hat.

Colostrum *ist die Vormilch oder Erstmilch eines Säugetiers, beispielsweise von Kühen oder Pferden.* Diese Milch wird nach der Schwangerschaft als erste Substanz von den Milchdrüsen produziert. Genau wie bei uns Menschen.

Da neugeborene Kälber, Fohlen und weitere Säugetiere im Gegensatz zum Menschen keine passive Immunität über die Plazenta erhalten, sind die Immunkomponenten des Colostrums für sie überlebenswichtig.

Beim Menschen weiß man, dass das Colostrum antimikrobiell und entzündungshemmende Eigenschaften aufweisen. Denn die natürliche Zusammensetzung der Vormilch liefert reichhaltig Vitamine, Mineralstoffe, Aminosäuren, Spurenelemente, Enzyme, Immunglobuline, Wachstumsfaktoren, Hormone und Zytokine.

Colostrum stärkt das Immunsystem, unterstützt bei Allergien, Darmerkrankungen und zur Regeneration nach Antibiotikagaben, Operationen, unterstützt Sportlern und ältere Menschen.

Colostrum ist erhältlich als Kapseln, Ampullen, reines Serum und Suppositorium (Zäpfchen).

Ich selbst habe diesen Ratschlag nie ausprobiert, deswegen verlasse ich mich auf die Erfahrungen des jungen Mannes und meiner Recherche.

Manchmal bin ich zu kopflastig und kann mich auch zur Einnahme von Colostrum nicht überwinden – doch es ist eine unterstützende Therapie, die nicht unerwähnt bleiben darf.

19.2 Ergotherapie

Ergotherapie[34] bei MS und allgemein, ist *eine Beschäftigungstherapie*, die Menschen in ihrem Handeln und Tun im Alltag unterstützen soll. Oft werden Einschränkungen bereits bei der Geburt erworben oder im Verlauf einer Erkrankung.

Darunter zählt auch die neurologische Erkrankung Multiple Sklerose. Außer im Alltag unterstützt es Menschen in der gesellschaftlichen Teilhabe, wie im Beruf, und verbessert seine Lebensqualität.

Doch eins muss und sollte man bedenken: rechtzeitig mit einer Ergotherapie beginnen, denn falsch erworbene Handlungen und Verrichtungen sind schwer wieder zu erlernen und dauern meist Monate. Mit dieser Aussage möchte ich Sie nicht entmutigen, sondern ermutigen. Ich habe mit der Therapie vor ca. 4 Jahren begonnen, als meine Haltung instabil wurde, meine kognitiven Fähigkeiten nachließen und die Feinmotorik in den meinen Händen sich veränderte. Bemerkt beziehungsweise deutlich wurde mir das während eines Aufenthalts in einer MS-Klinik, wobei die Therapeuten bestätigten mir das, was ich bereits ahnte. Heute gehe ich einmal in der Woche zu meiner Ergotherapeutin; zu Beginn, also das erste Jahr, zweimal die Woche.

Ergotherapie bei MS wird in stationären Kliniken und ambulant in Praxen angeboten.

Was macht man während einer Ergotherapie bei MS?

Um die größtmögliche Selbstständigkeit und Ihre Unabhängigkeit im Alltag und im Beruf, auch in der Gesellschaft zu gewährleisten, trainieren und üben Sie mit einem Ergotherapeuten*in *ganzheitlich.*

Darunter fallen Ihre Bewegungsabläufe, Wahrnehmungen, Aufmerksamkeit und seelischen Empfindungen. Also das Zusammenwirken von Geist und Körper. Ebenfalls erlernen Sie Einschränkungen auszugleichen; darunter fallen auch, wie Sie mit Ihrem Hilfsmittel einen Ausgleich schaffen können. Oft verhindert man durch rechtzeitige Anwendung einer Ergotherapie weitere Einschränkungen oder kann sie hinausschieben. Ebenfalls zu erwähnen gilt, dass Ihr Leidensdruck sinkt und es zu einer Schmerzlinderung kommen kann. Somit wird eine Pflegebedürftigkeit hinausgezögert, was bei vielen neurologischen Erkrankungen doch sehr wichtig ist.

Speziell bei der Multiplen Sklerose

1. Das Trainieren Ihrer Aufmerksamkeit, Wahrnehmung, Konzentration, Ausdauer und Ihres Gedächtnisses (dabei kön-

nen Biofeedback sehr hilfreich sein).

2. Ihre kognitiven Störungen können trainiert werden.

3. Trainieren mit Ihren Hilfsmitteln für den Alltag oder Ihrem Arbeitsplatz.

4. Trainieren von Bewegungsabläufen, die Sie belasten, einschränken und viel Kraft kosten, oft bei eingeschränkter Mobilität und abnehmender Muskelkraft — betrifft nicht nur Hände und Beine, sondern den ganzen Körper.

5. Üben und Training mit Hilfsmitteln, wie Orthesen, Gehstöcke, Rollator.

6. Das Trainieren von Alltäglichen, wie waschen, anziehen, essen und trinken, telefonieren und kochen.

7. Angehörige mit einbeziehen, damit sie lernen, Sie zu unterstützen.

19.3 Biofeedback

Das Biofeedback[35] ist eine Methode, in der in die Körperfunktionsprozesse eingegriffen werden. Dabei werden unbewusste Funktionen im Körper bewusst gemacht, wie bspw. die Atmung oder Herzfrequenz, um somit eine Kontrolle über Vorgänge bewusst zu machen. Diese geschieht über einen Computerbildschirm. Der Patient bekommt Sensoren an verschiedene Muskelgruppen gesetzt. Diese sind durch Kabel mit einem PC verbunden. Dabei wird die Muskelspannung gemessen. Ein Elektrosignal wird beim Anspannen der jeweiligen Muskulatur an den PC gesendet und umgesetzt in Form von akustischen Signalen. Ob zu schwach oder zu stark angespannt wird, kann der Patient über eine Grafik am Bildschirm erkennen und entsprechend handeln.

Das Biofeedback wird bei chronischen Schmerzen, Inkontinenz und psychischen Erkrankungen angewendet. Ich selbst habe das Biofeedback von einem Urologen verschrieben bekommen, dass ich zu Hause täglich angewendet habe. Ich konnte somit meine Inkontinenz und Blasenschwäche gezielt trainieren. Man lernt die unbewusst ablaufenden Prozesse im Körper zu erkennen, um diese dann bewusst zu beeinflussen.

Außerdem kommt diese Methode auch zum Einsatz bei Migräne, Verspannungskopfschmerzen, chronische Rückenschmerzen, Epilepsie und andere stressbedingte Erkrankungen wie Schlafstörungen.

Eine andere Methode, die ich in der Ergotherapie zu Beginn meiner Erkrankung regelmäßig angewendet habe, ist das **Neurofeedback**.

19.4 Neurofeedback

Bei dieser Methode wird die Gehirnaktivität von EEG-Gräte gemessen, also ein computergestütztes Gehirntraining. Auch hier werden Elektroden verwendet, die an der Kopfhaut und im Nacken geklebt werden. Über Kabel werden die elektrischen Aktivitäten des Gehirns mithilfe eines EEG an einen PC weitergeleitet und der Patient sieht diese als Grafiken, die sich ständig verändern, auf einem Bildschirm. Dieser versucht nun, seine Gehirnaktivität zu beeinflussen, um positive Effekte, je nach Krankheitsbild, zu erhalten. Eine genaue Anleitung und im Beisein eines Therapeuten*in übt man regelmäßig.

Ich trainiere regelmäßig mit meiner Ergotherapeutin, um meine kognitiven Defizite durch die MS, aber auch um Muskelanspannungen in den Armen und Schultern positiv zu beeinflussen. Ganze zwei Jahre übte ich und hatte positive Effekte.

Da andere MS-Symptome wie eine Schwächung der Handmotorik dazu kam und die Praxis diese Methode nicht mehr anbietet, erarbeite ich mir Verbesserungen und übe heute ergotherapeutisch mit meinen Händen und mit vielen anderen Therapiemöglichkeiten.

Das Neurofeedback[36] findet Anwendung bei ADHS, Schlafstörungen und Ängste. *Es ist eine zusätzliche Therapie neben Medikamente und Psychotherapie.*

Leider bieten Biofeedback und Neurofeedback nicht jede Ergotherapiepraxis an. Aber ich habe eine Liste an Praxen bei Google gefunden, die Ihnen eventuell wieterhelfen wird.

https://info.neurocaregroup.com/hubfs/neuroCare_May_2021/pdf/neuroCare_Adressen_Neurofeedback.pdf
(Stand: März 2023)

19.5 Alexandertechnik

Zu Beginn der Erkrankung bekam ich regelmäßig Krankengymnastik verschrieben. In dieser Zeit probierte ich die Alexandertechnik[37] aus.

Bei dieser Technik sollen Verspannungen durch eine bewusste Kontrolle der Bewegungsabläufe verhindert werden. Man lernt alte Bewegungsmuster abzulegen, um seinen Körper bei seinen Tätigkeiten bewusster zu gebrauchen. Durch sanfte Berührungen mit den Händen und erläuternde Worte werden die falschen Bewegungsabläufe analysiert und korrigiert. Jemand hat einmal zu mir gesagt, dass ihm die Technik guttut, er sich in dieser Zeit für sich persönlich nimmt, eine bewusste Ruhepause einlegt und sich dabei besser spürt. Diese Erfahrung kann ich bestätigen. Doch ich blieb nicht dabei, weil ich damals das Gefühl hatte, zu wenig Geduld für diese Alexandertechnik aufzubringen bereit war (Geduld ist nicht gerade meine Stärke) und weitere Möglichkeiten der Entspannung und für meinen Körper unbedingt kennenlernen wollte.

Es lag noch ein langer Weg des Verstehens und das Erlernen von-sich-in-Geduld-üben, vor mir. Aber ich habe ihn genutzt und bin am Ende bei der Feldenkrais-Lehre angekommen. Heute fordert mich die MS ständig zum Stehenbleiben und Innehalten auf. Ich lebe in meinem Rhythmus.

Übrigens gibt es auch bei der DMSG Kurse zur „Stressbewältigung mit der Alexandertechnik". Außerdem möchte ich auf verschiedene wissenschaftliche Studien unter dem Link: https://www.alexander-technik.org/wissenschaft-forschung/, hinweisen.

19.6 Bachblütentherapie

Nach einem Schub probierte ich die Bachblütentherapie[38] aus, um Nebenwirkungen von den Kortison-Stoßtherapien abzumildern.

Dr. Edward Bach (1886–1936) hat 38 Blüten gefunden, die jede für sich in der Lage ist, beim Menschen dort anzusetzen, wo die Persönlichkeit Defizite aufweist. Er beobachtete Übereinstimmun-gen der Schwingungsfrequenzen zwischen den Blüten und bestimmter psychischer Bereiche beim Menschen. Die Schwingungsfrequenzen werden auf Wasser übertragen, das dann aber keine Substanzen enthält, sondern nur durch die Schwingungen wirkt. Nicht als Medikament, sondern zur seelischen Balance sollte die Bachblütentherapie angesehen werden, um beispielsweise Ängste und Verzweiflung zu lindern. Vorübergehend fühlte ich mich ein klein wenig besser. Vielleicht konnte der Körper durch 5 g Kortison die Schwingungen nicht vollständig empfangen. Über die Jahre hinweg hatte ich jedoch bei dezenten depressiven Verstimmungen Erfolg. Ebenfalls bei meiner Tochter gegen das nächtliche Wasserlassen während ihrer Pubertät, dass durch Traumata und Operationen aus der Kindheit herrührten.

19.7 Schüßler-Salze

Ebenso ließ ich mich anfangs von einer Freundin von Schüßler-Salzen[39] überzeugen. Man greift nach jedem Strohhalm, sollte aber Nutzen und Erfolg gegeneinander abwägen, denn manche Maßnahmen zu einer Behandlung seiner Beschwerden können schnell teuer werden. Natürlich nicht bei diesen Salzen.

Die Absprache mit dem Neurologen ist bei etlichen Therapien sehr wichtig, aber nicht unbedingt bei den Schüßler-Salzen. Trotzdem erwähnen Sie bitte bei Ichrem nächsten Besuch bei einem Arzt diese Einnahme.

Dr. W. H. Schüßler (1821–1898) ist der Begründer der biochemischen Heilweise. Diese Behandlungsmethode besagt, dass bestimmte Mineralsalze, hier Funktionsmittel genannt, den Bau und die Lebensfähigkeit des menschlichen Organismus unterstützen.

Bei Mangel führen sie zur Funktionsunfähigkeit der Zellen und schließlich der einzelnen Organe. Es gibt 12 Schüßler-Salze, als Tabletten in den Potenzen D3, D6 und D12. Nach einem schweren Schub nahm ich sie über Wochen hauptsächlich zur körperlichen Stabilisierung, aber auch hier war der Erfolg gleich null. Doch bei Ihnen sieht es eventuell anders aus.

Das einzige Mineralsalz, Magnesium phosphoricum brachte mir Hilfe beim abendlichen Einschlafen. Es ist bekannt als „Heiße Sieben". Es werden 7 bis 10 Tabletten in heißem Wasser aufgelöst und schluckweise getrunken.

19.8 Psychotherapie

Meine Psychotherapie brachte mir sehr viel zu Beginn der Erkrankung. Nach der ersten Rehabilitation 2004 suchte ich mir bewusst eine Therapeutin, zu, der ich in den ersten Monaten einmal wöchentlich ging.

Ich arbeitete viel von der Vergangenheit auf und verarbeitete meine Ehe. Die Abstände änderten sich auf zweimal im Monat und meine Einstellung zur Krankheit ebenfalls. In dieser Zeit dachte ich immer noch, ich könnte die MS besiegen. Fast zweieinhalb Jahre hat die Psychotherapie gedauert, die ich auch wirklich gebraucht habe. Hinterher musste ich dann allein „laufen lernen".

Nachdem meine Psychotherapie beendet war, machte ich ein paar Monate danach eine Familienaufstellung, bewusst als Abschluss zur Psychotherapie, da ich sehr viel Interessantes darüber gelesen hatte. Es machte mich neugierig. Ich wurde für den Mut und die kostspielige Sitzung reichlich belohnt.

19.9 Familienaufstellung nach Bert Hellinger

Die Familienaufstellung nach Bert Hellinger[40] ist sehr umstritten. Warum, konnte ich nicht ganz nachvollziehen. Man kann aus vielen Theorien und psychischen Ideenansätzen etwas Sinnvolles, für sich Wichtiges herausfinden und auch im Alltag umsetzen. Es gibt eine Reihe von Familienaufstellungen, deswegen informieren Sie sich vor einer, ausführlich. Ich schreibe hier nur über meine nach Hellinger.

Hellinger zufolge sind wir nicht so frei, wie wir gerne

glauben. Wenn wir ohne die Anerkennung unserer Bindungen handeln, ist das kein freies, sondern ein blindes Handeln. Ein Handeln in Freiheit ergibt sich erst durch die Zugehörigkeit zu einem System, der Familie. Ein System definiert sich durch eine Menge von Elementen, zwischen denen bestimmte Beziehungen bestehen. Jede Veränderung eines Elements hat automatisch auch eine Wirkung auf die anderen Elemente. Jeder Mensch ist Teil eines Familiensystems und damit eines Beziehungszusammenhangs. Dadurch hat er Anteil an den Problemen der anderen Familienmitglieder, gleichgültig, ob ihm das bewusst ist oder nicht. Unsere Eltern haben wiederum Eltern und kommen aus Familien mit bestimmten Schicksalen. All das wirkt sich in der jetzigen Familie aus. Wenn in der Vergangenheit etwas Schreckliches passiert ist, hat das über Generationen hinweg Folgen. Diese unbewussten Verstrickungen bewusst zu machen, ist die Aufgabe der Familienaufstellung.

Hellinger unterscheidet auch Beobachten und Wahrnehmen. Beobachtungen führen zu Teilkenntnissen unter Verlust des Gesamten. Wenn man das Verhalten eines Menschen beobachtet, sieht man nur Einzelheiten. Wenn ich mich der Wahrnehmung aussetze, entgehen mir Details, aber ich erfasse das Wesentliche, den Kern. Bei Hellingers Aufstellungen sind Liebe, Achtung, aber auch Distanz immer zugegen.

Ich machte die Familienaufstellung bei einer Psychotherapeutin in Karlsruhe. Die Sitzung dauerte fast zwei Stunden, und ich stellte mich, meine beiden Kinder und meinen Freund auf. Ich habe viel erfahren über unsere Beziehungen zueinander. Es war sehr anstrengend und ich musste hinterher fast drei Stunden zu Hause vor Erschöpfung schlafen. Ich würde jederzeit solch eine

Familienaufstellung wiederholen. Es war eine wertvolle Erfahrung.

19.10 Edelsteintherapie

Sogar diese Therapie[41] habe ich ausprobiert. Dazu gehören viel Glaube und Fantasie. *Steinen sagt man eine beruhigende Wirkung und Aktivierung unserer Selbstheilungskräfte nach. Sie wirken auf der mentalen Ebene.*

Jeder Edelstein hat seine typischen Schwingungen, die er auf die Schwingungen des Menschen überträgt. Ich habe mir einen Brasilianit gekauft, der Erkrankungen im Gehirn, Rückenmark und Nervensystem lindern und heilen soll. Tagsüber lade ich ihn auf einem Amethysten auf und lege ihn jeden Abend unter das Kopfkissen. Trotzdem habe ich noch meine Schübe. Vielleicht habe ich den falschen Stein, oder die ganze Sache ist nur Hokuspokus. Trotzdem schlafe ich nie ohne diesen Brasilianit, außer ich bin auf Reisen. Es ist ein Ritual, diesen Stein unters Kissen zu legen. Meine Tochter verdrehte die Augen und stellte mir schon mehrmals die Frage, ob ich wirklich an so einen Mist glauben würde. Ich solle doch als intelligenter Mensch von dieser Theorie endlich Abstand nehmen. Ich muss ihr insoweit recht geben, als es zu keiner Verbesserung meiner MS-Symptome kommt. Doch irgendwie gibt mir der Stein ein sicheres Gefühl, mehr auf der mentalen Ebene, auch eine gewisse Sicherheit im Umgang mit der MS. Ich verspüre Ruhe, wenn ich den glatten Stein in den Händen halte.

19.11 Homöopathie

Die homöopathische Heilkunde[42] wurde von dem Arzt und Apotheker Samuel Hahnemann (1755– 1830) entdeckt. Er fand heraus, dass die körpereigene Abwehr durch sehr geringe Dosen natürlicher Substanzen aus dem Pflanzen-, Mineral- und Tierreich stimuliert wird. Diese rufen bei gesunden Menschen dieselben Symptome hervor, gegen die sie wirken. Es gibt kein Mittel, das für jeden Menschen richtig wäre. *Dieses Ähnlichkeitsprinzip besagt, dass Ähnliches mit Ähnlichem geheilt wird.* Ein Homöopath sieht den Patienten als Ganzes, nicht nur die Krankheitssymptome dienen für die Auswahl des richtigen Mittels.

Diese homöopathischen Mittel werden durch Verschüttelung und Teilungen immer höher verdünnt. Je höher das Medium potenziert gegeben wird, desto kräftiger ist seine Wirkung.

Jede Substanz hat seine eigene Schwingungsfrequenz und diese Schwingungen werden bei der Potenzierung übertragen. Die homöopathischen Mittel werden als Tabletten, Globuli oder Tropfen eingenommen.

Von der Homöopathie bin ich wirklich überzeugt, aber nicht bei so einer Erkrankung wie der MS –Symptombehandlung ja, Heilung nein. Diese Meinung resultiert aus einer Erfahrung mit einer Hochpotenz eines homöopathischen Mittels, das durch einmalige Einnahme, verschrieben von einer praktischen Ärztin und Homöopathin, bei mir zu einem Schub führte. Nach einer Kortisonstoßtherapie in der Klinik hatte ich einfach nicht mehr den Mut nochmals bei der Ärztin vorstellig zu werden. Doch unterstützend z. B. bei Nebenwirkungen durch medikamentöse Behandlungen, bei Halsschmerzen, Magenverstimmung, beginnender Erkältung oder um Geist und Seele zu stärken, nehme ich heute noch Globuli ein. Ich belegte ein paar Kurse bei einer Heilpraktikerin und kaufte mir etliche Fachliteratur. Für mich ein interessantes Thema und Behandlungsmöglichkeit darüber wollte ich mehr wissen.

Ebenso führte ich früher immer Arnica-Globuli mit mir, wenn ich mit den Kindern im Wald war oder sonst wo unterwegs. Bei Schürfwunden, Blutergüssen oder leichten Verletzungen ist Arnica meine erste Wahl; ebenso nach einer Zahnbehandlung oder nach Operationen meiner Kinder. Diese Pflanze ist entzündungshemmend und unterstützt die Wundheilung. Das kann ich nach jedem Einsatz bestätigen.
Bei meinem Sohn, den ich seit seinem ersten Lebensjahr damit behandeln ließ, hatte ich bis heute nur Erfolge. Egal, ob es sich um einen Schnupfen, Keuchhusten, Windpocken oder ein traumatisches Erlebnis handelte. Joel ist ein gesundes Kind, das die Schwingungen der Konstitutionsmittel gut erreichen. Bei meiner Tochter Sarah wirkten die entsprechenden Konstitutionsmittel für Asthma weniger, außer ich habe bei den ersten Anzeichen eines Hustens begonnen und sie war nicht obstruktiv. Bei ihrer kindlichen Blasenschwäche, gerade in der Nacht, hatten wir mit der Bachblütentherapie und mit homöopathischen Mitteln einigen Erfolg.
Beide mittlerweile erwachsenen Kindern haben, wie ich, zu Hause einige gängige Globulis gegen Erkältung, Magenbeschwerden oder das Erste-Hilfe-Mittel, Arnica. Wobei ich über die Jahre mindestens 50 verschiedene Mittel als Tropfen und Globulis angesammelt habe, die alle schon im Einsatz waren.

19.12 Progressiven Muskelentspannung nach Jacobsen

Zur Entspannung komme ich mit der Progressiven Muskelentspannung nach Jacobsen[43], kurz PME, gut zurecht. Ich erlernte die Übungen in der Rehabilitations-klinik in Bad Buchau unter fachmännischer Anleitung. Zu Hause führe ich die PME mithilfe von CDs durch. *Bei der Progressiven Muskelentspannung werden gezielt einzelne Muskeln und Muskelgruppen an- und entspannt.*

Angefangen werden die Übungen von den Händen über dem Kopf bis zu den Füßen. Die Spannung wird 3 bis 6 Sekunden gehalten und dann abrupt gelöst. In der nächsten Phase wird der Entspannung nachgespürt. Die Übungen sollten jeden Tag durchgeführt werden, um einen entsprechenden Erfolg zu erreichen. Das Ganze dauert je nach Anspannen der gewünschten Muskel-gruppen 10 bis 20 Minuten. Heute führe ich sie auch nur in Phasen durch, wenn mir wieder einmal der Alltag über den Kopf wächst. Jedoch bei Einschlafstörungen komme ich oft darauf zurück. Alternativ zur PME gibt es das autogene Training.

19.13 Autogenes Training

Autogenes Training[53] ist eine Entspannungstechnik, die dazu dient, Körper und Geist zu beruhigen und zu entspannen. Diese Methode wurde von dem deutschen Psychiater Johannes Heinrich Schultz in den 1920er Jahren entwickelt und hat seitdem viele Anhänger gefunden.

Die Idee hinter dem Autogenen Training ist es, den Geist dazu zu bringen, den Körper zu entspannen, indem man sich auf bestimmte Sätze oder Bilder konzentriert. Die Übungen werden am besten in einer ruhigen und entspannten Umgebung durchgeführt. Manchem Anwender hilft leise Musik im Hintergrund.

Die folgenden Schritte können als eine einfache Erklärung des Autogenen Trainings dienen:

✓ *Finden Sie eine entspannte Position:* Setzen Sie sich oder legen Sie sich in eine Position, in der Sie sich entspannen können.

✓ *Konzentrieren Sie sich auf den Atem:* Atmen Sie langsam und tief ein und aus. Konzentrieren Sie sich auf das Gefühl des Ein- und Ausatmens.

✓ *Konzentrieren Sie sich auf Ihren Körper:* Konzentrieren Sie sich auf jeden Teil Ihres Körpers, beginnend mit den Zehen und arbeiten Sie sich langsam nach oben durch den Körper. Konzentrieren Sie sich auf das Gefühl der Entspannung in jedem Teil des Körpers.

✓ *Wiederholen Sie Affirmationen:* Während Sie sich auf Ihren Körper konzentrieren, wiederholen Sie sich selbst Affirmationen, wie zum Beispiel: "Mein Körper ist vollkommen entspannt" oder "Ich fühle mich ruhig und friedlich".

✓ *Visualisierung:* Stellen Sie sich vor, dass Sie an einem ruhigen und friedlichen Ort sind, wie zum Beispiel am Strand oder in einem Wald. Konzentrieren Sie sich auf die Details der Umgebung und stellen Sie sich vor, wie es sich anfühlt, dort zu sein.

✓ *Beenden Sie die Übung:* Wenn Sie bereit sind, öffnen Sie langsam Ihre Augen und nehmen Sie allmählich Ihre Umgebung wieder wahr.

Das Autogene Training erfordert Übung und Geduld, um seine volle Wirkung zu entfalten. Wenn Sie es jedoch re gelmäßig praktizieren, kann es dazu beitragen, Stress abzubauen, Angstzustände zu reduzieren und eine allgemeine Entspannung zu fördern.

19.14 Qigong

Im Dezember 2014, nach einem weiteren schweren Schub, lernte ich an einem schönen, sonnigen Sonntagmittag Qigong kennen. Es war eine spontane Idee und zum Glück noch ein Platz in dem Kurs frei. Bei dieser Technik ist nicht nur die professionelle Anleitung wichtig, sondern die Atmosphäre in den Räumen oder die Umgebung in der Natur, wo diese Übungen durchgeführt werden.

Qigong heißt übersetzt „Energiearbeit". Es handelt sich um langsame, im Stehen ausgeführte Bewegungen, z. B. das Kranich-Qigong, mithilfe der Atmung und Konzentrationsaufgaben des Qi – unserer Lebensenergie. Das stille Qigong wird im Sitzen mit weniger Bewegungen ausgeführt. Das Qi soll so beeinflusst werden, dass wir länger gesund bleiben und ausgeglichener leben können. Die verschiedenen Übungen dienen dazu, bestimmte Funktionen zu verbessern, beispielsweise den Kreislauf, die Verdauung, das emotionale Gleichgewicht oder die Konzentrationsfähigkeit. Sie kräftigen Muskel, Knochen und Gelenke. Auch hier gilt regelmäßiges Üben.

19.15 Feldenkrais

Der israelische Kernphysiker und Judoka (japanisches Judo) Moshé Feldenkrais lebte von 1904 bis 1984 und entwickelte diese Methode. *Es ist keine Therapie, sondern ein pädagogisches Konzept*[44]. Die Schüler lernen ihre Bewegungen und Haltung durch einen Feldenkrais-Lehrer zu beobachten. Somit nehmen sie bewusster ihr Lebensmuster wahr. Das heißt nichts anderes, als dass der Mensch lernt, alte Muster, die er sich angeeignet hat und von denen er nicht profitiert, zu ändern, zu hinterfragen und sie gegebenenfalls neu zu erlernen.

Mit leichten und feinen, oft sehr dezenten und auch nur in der Vorstellung ausgeführte Bewegungen erforscht man seinen eigenen Körper und nimmt ihn wahr, horcht in sich und experimentiert, was einem guttut. Man lernt oft neue Gestaltungsmöglichkeiten und Bewegungen, somit beeinflusst es auch unsere Haltung. Schmerzen werden verringert und verschwinden mit der Zeit, man richtet sich leichter auf und spürt vielleicht sogar das erste Mal, was positiv auf seinen Körper wirkt, was nicht, was geändert werden sollte, um mehr Lebensqualität zu erreichen.

<u>Moshé Feldenkrais ging davon aus, dass drei Faktoren den Menschen prägen:</u>
Vererbung, Erziehung und Selbstschulung.
Nach Feldenkrais können bei Erwachsenen positive Veränderungen nur durch Selbstschulung erzielt werden.
Zur Unterstützung der Selbstschulung schuf Feldenkrais zwei Unterrichtsarten:

- o den Einzelunterricht: funktionale Integration
- o den Gruppenunterricht: Bewusstheit durch Bewegung

Beide verfeinern und vervollständigen durch differenzierte Wahrnehmung das Ich-Bild und verbessern dadurch das Tun und Erleben.
Es brauchte natürlich viele Monate des Übens und Ausprobieren um dieses Konzept zu erlernen. Aber ich

habe sogar gelernt, dass ich einige Übungen und Bewe-
gungen lediglich in der Vorstellung mitmachen muss.
Trotzdem ziehe ich am Ende einen Nutzen daraus. Oft
Stunden danach oder sogar erst am nächsten Tag. Ich
bin entspannter und es gibt mir ein gutes Gefühl, etwas
von meinem Körper gelernt zu haben. Falsche Bewegungsmuster und oft eine einseitige Haltung durch die
MS brachten meinen Körper mit den Jahren in eine
Schieflage.
Seit 2012 besuche ich nun diese Feldenkrais-Stunden.
Im Alltag bemerke ich sehr oft bewusste positive Auswirkungen durch eine aufmerksame Körperhaltung
oder dass ich die gerade durchgeführten Bewegungen
bewusst korrigiere. Doch es braucht Zeit und Übung.

19.16 Hippotherapie

Die Hippotherapie[45] wurde um 1900 in den USA und
Kanada entwickelt; erst seit Ende der 60er Jahre wird sie
bei uns von Physiotherapeuten und Ärzten eingesetzt.
*Sie ist eine ergänzende Therapie auf und mit dem Pferd
zu anderen Physiotherapien.*
Auf der Basis der Neurophysiologie wird diese Therapie
durchgeführt und fördert das Gangbild, das Gleichgewicht und stärkt die Muskulatur des Patienten.
Ein Pferdeführer führt das Pferd mit dem Patienten, der
ohne Sattel darauf sitzt und nur ein Haltebügel in der
Hand hält. Der Physiotherapeut gibt die entsprechenden
Anweisungen. Das Pferd überträgt Schwingungsimpulse
auf den Reiter, der versucht sich aufrecht zu halten und
die Bewegungen auf seinen Körper wirken zu lassen. Der
Physiotherapeut kontrolliert die Bewegungen, kann
korrigieren und Anweisungen geben.
*Bei Schädigungen des Zentralnervensystems wie bei der
MS, aber auch bei Erkrankungen des Stütz- und Bewe-*

gungsapparates werden positive Effekte erzielt. Einmal die Woche wäre sinnvoll, diese Hippotherapie durchzuführen, zumindest alle 2 Wochen. Die gesetzlichen Krankenkassen übernehmen leider keine Kosten.

Es gibt sogar eine *Studie*, die einen positiven Effekt der Hippotherapie bei MS-Patienten zeigt und ist im britischen Multiple Sclerosis Journal 2017 erschienen.

Letztes Jahr konnte ich an zwei Tagen in der Reha-Klinik die Hippotherapie ausprobieren. Ein wunderbares Gefühl auf einem warmen Pferderücken bei kalten Temperaturen im März zu sitzen, Raureif bedeckte die Felder um die Koppel, die Bewegungen des Pferdes zu spüren. Nach einer halben Stunde Hippo verspürte ich eine Lockerung meiner Muskulatur und eine innere Ruhe.

EIGENE NOTIZEN:

20. Ernährung bei Multiple Sklerose

Ernährung[46] bei Multiple Sklerose (MS) ist ein wichtiges Thema für mich, denn nach der Diagnose 2004 und die darauffolgenden Jahre hatte ich einen Schub nach dem anderen. Ich bin fest davon überzeugt, dass ich vor vielen Jahren meine hochaktive schubförmige MS ausbremsen konnte, weil ich meine Ernährung umgestellt habe und ebenso mit begleitenden regelmäßigen Blutabnahmen supplementiere. Das Thema Ernährung bei MS rückt mittlerweile auch bei Ärzten und Wissenschaftler immer mehr in den Vordergrund.

Einige Ernährungsformen probierte ich aus und werde sicher noch nicht am Ende sein. Doch grundsätzlich ernähre ich mich vegetarisch und oft linolsäurearm. Sündigen darf auch mal sein. Die Verlockungen sind manchmal einfach zu groß.

20.1 Was für mich gilt, gilt nicht unbedingt für Sie!

Als Erstes sollte man sich über die „Ernährungsformen bei Multiple Sklerose ausführlich informieren und dann entscheiden, was in den Alltag und in Ihre Familie gut zu integrieren ist. Außerdem muss es finanziell erschwinglich sein und schmecken! Nichts ist so zum Scheitern verurteilt, wie wenn man sich, so wie ich bei der ketogenen Ernährung, überwinden muss. *Bleiben Sie sich treu und haben Sie Geduld.*

Ihre Gesundheit wird es Ihnen danken, wenn Sie *stressfrei* an die Sache herangehen. Ärzte, Ernährungsberater und Heilpraktiker können Sie unterstützen. *Belesen Sie sich. Lassen Sie sich Zeit mit der Ernährungsumstellung, wenn Sie sich entschieden haben.* Es soll sich für Sie 'richtig' anfühlen und sich mit Ihrem *Alltag vereinen* lassen. Probieren Sie aus und geben Sie nicht zu schnell auf. Das betone ich extra, weil sich viele verunsichern lassen. Bitte nicht!

Vor etwa 15 Jahren beschäftigte ich mich zum ersten Mal bewusst mit meiner Ernährung, und das tue ich bis heute. Informationen und Vergleiche fand ich unter anderem in folgenden Büchern: „Gesund und bewusst essen bei MS" der Firma Biogen, „Das MS-Kochbuch – Richtig essen bei MS" der Firma Serono, „Unsere Nahrung – unser Schicksal" von Dr. med. M. O. Bruker, „Die Evers-Diät" von Dr. Joseph Evers und „Bircher-Benner: Wegbereiter der neuen Ernährungslehre und Heilkunde" von Dr. Ralph Bircher. Von all diesen Ratgebern konnte ich persönlich sehr profitieren.

Ich esse heute viel Obst, Gemüse und Rohkost, Sprossen, Keimlinge, Nüsse, kein Fleisch, keine Wurst, wöchentlich Fisch, Vollkornprodukte, Omega-3-Fettsäurehaltige Öle, Frischkornbrei, verwende selbst gemahlenes Mehl, wie bspw. Dinkel, Reis, Buchweizen (backe mein Brot selbst), Pflanzenmilch, selten Quark (bei Magenbeschwerden wirkt er beruhigend) aber Schafs- und Ziegenkäse. In unserem Bioladen in der Stadt kaufe ich ab und an Lebensmittel im Angebot und ansonsten frische regionale Lebensmittel auf dem Wochenmarkt, Bio-Produkte im Super- oder Drogeriemarkt.

21. Verschiedene gängige Ernährungsformen bei MS, die ich ihnen kurz erläutern möchte

21.1 Ketogene Ernährung

Die ketogene Ernährungsform[47] ist eine spezielle Form der kohlenhydratarmen, doch fettreichen Ernährung (Low Carb High Fat). Es werden spezielle Moleküle gebildet, die Ketonkörper oder Ketone. Diese Form der Ernährung kann sehr unterstützend bei Autoimmunerkrankungen, Diabetes, Schuppenflechte, Stoffwechselerkrankungen und Bluthochdruck sein. Denn bei diesen Krankheiten spielen Entzündungen in den Zellen eine große Rolle. Die ketogene Ernährung kann ihnen vorbeugen und bereits vorhandene reduzieren. Die Zellen werden dadurch geschont.

Diese Ernährungsform hat folgende Vorteile:
- kohlenhydratarm
- minimiert die Insulinausschüttung
- /Blutzuckerspiegel langfristig gesenkt
- erhöhte Fettverbrennung
- Leber produziert die Ketonkörper aus Fettsäuren
- beste Versorgung des Gehirns und Körpers durch Ketonkörper als Energielieferant
- niedriger Insulinspiegel führt zur Verbrennung aus den Fettreserven
- die Ketonkörper werden vermehrt ausgeschüttet, wenn die Zufuhr von Kohlenhydraten (Zucker) ausbleibt, nur eine moderate Proteinzufuhr stattfindet und dadurch die Energiegewinnung aus Fett erfolgt.

21.2 Antientzündliche Ernährungsform nach Dr. Hebener

Es handelt sich hier um eine linolsäurereduzierte Kost. Im MS-Therapiezentrum in Hohen-Sülzen wird eine komplexe Ernährungs- und Stoffwechseltherapie, die sogennante Antienzündungstherapie nach Dr. med. Olaf Hebener praktiziert. Diese Form der Ernährung nimmt Einfluss auf das Entzündungsgeschehen der MS und zwar bei allen Verläufen. Über 4.000 Patienten aus allen Teilen Europas profitieren bisher von dieser sanften und nebenwirkungsfreien Therapie.

Um den Entzündungsvermittlern den Nährboden zu entziehen, entwickelte Dr. Hebener eine komplexe Ernährungs- und Stoffwechseltherapie. Sie basiert auf:

- einer linolsäurereduzierten Diät
- Beigabe verschiedener natürlicher Nahrungsergänzungen

In der Regel wird der Verlauf der MS positiv beeinflusst, es sollte aber alles unter ärztlicher Begleitung durchgeführt werden. Was wohl jedem von uns einleuchtet, denn gerade zu Beginn ist man doch sehr unerfahren, was linolsäurereduzierte Lebensmittel angeht, ebenso was die Nahrungsergänzungen betrifft. Nur ein Arzt kann auf eine akute Verschlechterung gezielt reagieren und ggf. anpassen.

Nach den Erfahrungen von Dr. Hebener dauert die Nahrungsumstellung für den Körper circa 3 bis 6 Monate. Nach einem Erstgespräch und genauen Erstellung des Lebensmittelplans erfolgt in den meisten Fällen eine Überprüfung der Antientzündungstherapie nach einem Jahr.

Nähere Informationen finden Sie unter www.ms-therapiezentrum.de.

21.3 Paleo-Diät

Man nennt sie auch die Steinzeit-Diät. Sie hat ihren Ursprung in Amerika, doch die Grundlagen entstammen Steinzeit vor circa 200.000 Jahren, als die Menschen noch Jäger und Sammler waren. Die Paleo-Diät[48] orientiert daran, was unsere Vorfahren aßen und wie sie lebten.

Deswegen stehen im Zentrum der Paleo-Ernährung:

- natürliche und unbehandelte Lebensmittel wie gesundes Fleisch (Bioqualität)
- Fisch und Meeresfrüchte
- frisches Obst mit wenig Fructose (vor allem Bananen, Datteln, Beeren, Ananas, Melonen, Avocados)
- sehr viel Gemüse
- Eier
- gesunde unraffinierte Öle wie Oliven-, Walnuss-, Kokosöl
- unbehandelte Nüsse und Samen
- gesunde Fette

Wissenschaftler konnten in Studien belegen, dass eine Paleo-Diät degenerative Erkrankungen wie beispielsweise Krebs, Diabetes, Multiple Sklerose, Parkinson und Herzkrankheiten positiv beeinflusst.

Paleo ist keine herkömmliche Diät, sondern eine bewusste, durchdachte, gesunde Art der Ernährung, die auf mittel- bis langfristige Ziele ausgelegt ist. Sie verspricht Fitness, mehr Energie, verbessert die Gesundheit und hilft bei der Gewichtsreduzierung. Auch bei dieser Art der Ernährungsform wird der Stoffwechsel auf die Energiegewinnung aus vorhandenen Energiereserven wie dem Körperfett umgestellt und man kann abnehmen (jedenfalls gemessen an der Kalorienzufuhr; allerdings ernähren sich auch Leistungssportler sich Paleo und nehmen nicht ab). Voraussetzung für den effektiven Paleo-Lebensstil ist es außerdem, sich mit der Herkunft und Verarbeitung von Nahrung und dem selbständigen Zubereiten derselben auseinanderzusetzen. Selbst kochen und bewusst einkaufen zu gehen, ist hier das Motto.

Viel habe ich über diese Ernährungsform bei Multiple Sklerose gelesen und das Internet ist voll mit Informationen. An allen Stellen wird Folgendes beschrieben: in den meisten Fällen kommt das Immunsystem zur Ruhe, Entzündungsprozesse werden reduziert und somit klingen auch Symptome ab. Studien habe ich keine gefunden, aber folgende Bücher, die immer wieder empfohlen wurden: Paleo für Einsteiger, Paleo-Steinzeit Diät und Paleo - Das Kochbuch: Iss dich gesund!

21.4 Ernährung beim Coimbra-Protokoll

Der größte Teil des Erfolges des Coimbra-Protokolls[49] ist die Einnahme von hochdosiertem Vitamin D3. Unterstützend werden Magnesium und Vitamin B2 empfohlen. Weitere Nahrungsergänzungsmittel können nach Absprache mit dem zertifizierten Protokollarzt genommen werden.

Dringend begleitet wird die Wirkstoffeinnahme durch eine tägliche Trinkmenge von mindestens 2,5 Litern Flüssigkeit eine Calciumarme Ernährung (bspw. keine Milchprodukte, Nüsse/Samen stark einschränken).

Zu zwei Nebenwirkungen kann es kommen, wenn man langfristig hohe Vitamin D Dosen nimmt und die

Calciumarme Ernährung nicht einhält:
1. Hypercalcämie - kurzfristiger Überschuss an Calcium im Blut und in den Nieren
2. Gesteigerter Knochendichteverlust - langfristig durch das Absenken des PTH-Spiegels. Also immer auf eine Calciumarme Diät und regelmäßiges Trinken achten.

Das Internet ist voll mit Informationen über das Coimbra-Protokoll, doch Sie sollten sich bei dieser Art der Therapie und Ernährungsform bei MS unbedingt von einem Protokollarzt begleiten lassen.

21.5 Intermittierendes Fasten

Keine übliche Ernährungsform bei Multiple Sklerose, aber von vielen Betroffenen angewendet. Deswegen liste ich sie hier auf. Man könnte diese Art der Ernährung kurz und bündig zusammenfassen:
6 Stunden essen, 18 Stunden nicht. Sie wird deswegen auch als Intervallfasten[50] bezeichnet. Man sucht sich einen Zeitraum am Tag aus, in dem man drei Mahlzeiten isst. Natürlich sollten hier auch gesunde ausgewogene Lebensmittel im Vordergrund stehen, wie bei einer ketogenen oder antientzündlichen Form oder wie auch immer Sie sich ernähren.
Das intermittierende Fasten ist nicht nur ideal, um das Körpergewicht zu senken, sondern es hat einen positiven Einfluss auf den Blutdruck und den Insulinspiegel. Letzterer kann das Risiko, an Diabetes oder einem Herzleiden zu erkranken, minimieren. Viele Menschen fühlen sich fitter.

Es gibt zwei Basis-Varianten des intermittierenden Fastens, die wiederum zahlreiche Variationen ermöglichen:
1. ein Fastentag in der Woche
2. tägliches Fasten

21.6 Ernährungsform nach Frau Dr. Terry Wahls

Frau Dr. Wahls[51], Ärztin und Wissenschaftlerin, selbst an Multipler Sklerose erkrankt, beschäftigte sich mit zahlreichen Studien, denn die MS brachte sie in den Rollstuhl. Doch binnen eines Jahres brauchte sie ihn nicht mehr. Frau Wahls entwickelte ein Ernährungskonzept auf der Basis der Paleodiät, dass einen positiven Effekt brachte.

Ausführlich berichtet sie darüber in ihrem Buch "The Wahls Protocol: How I Beat Progressive MS Using Paleo Principles and Functional Medicine". Es ist auch in Deutschland unter dem Titel: Multiple Sklerose erfolgreich behandeln - mit dem Paläo-Programm" erhältlich.

Das gesamte Konzept stützt sich auf das optimale Funktionieren der Mitochondrien (ein Bereich der Zelle, der eine bestimmte Funktion zugeordnet ist) und der Neurotransmitter (das sind Botenstoffe, die an chemischen Synapsen die Erregung von einer Nervenzelle auf andere Zellen übertragen). Es kommen täglich reichlich Vitalstoffe auf den Teller.

Im Jahr 2021 veröffentlichte ich **mein Koch- und Back-buch** „Koche dich glücklich mit Caro: Essen mit Verstand und Lebensfreude" mit 103 Rezepten, Informationen und Tipps rund um eine gesunde Ernährung, MS-Ernährungsformen, Zubereitung, Vitaminen, Mineral-stoffen, Spurenelementen und eine Lebensmittelfibel. Außerdem gibt es noch mein Kochbuch „Guten Appetit MS".

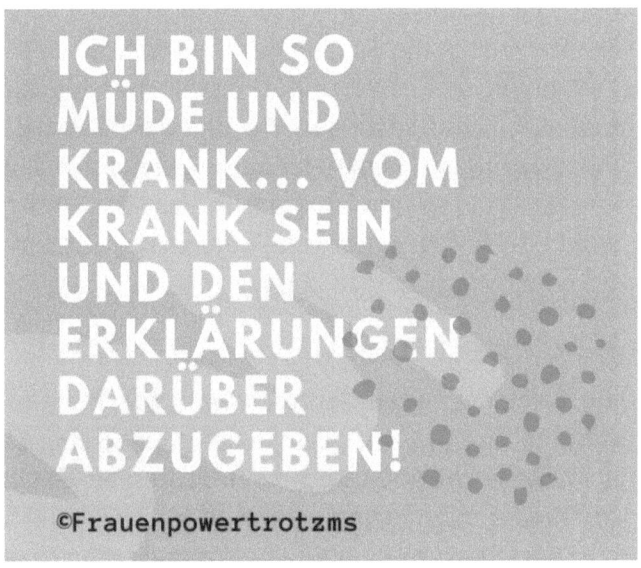

ICH BIN SO MÜDE UND KRANK... VOM KRANK SEIN UND DEN ERKLÄRUNGEN DARÜBER ABZUGEBEN!

©Frauenpowertrotzms

EIGENE NOTIZEN:

21. Meine Geschichte mit der Unsichtbarkeit

Die Fatigue zog ein, da hatte ich die Diagnose noch nicht. Die chronische Erschöpfung schob ich immer auf die vielen Jahre meiner zwei kranken Kinder: die vielen Arztbesuche, Klinikaufenthalte und aufopfernde Pflege. Als sie endlich auf dem Weg der Gesundung waren, viele Operationen überstanden hatten, erkrankte mein damaliger Mann an einem Hirntumor.

Später war es die Scheidung, die vielen Rechtsstreitigkeiten um Unterhalt und Umgang mit den Kindern, meine Schichtdienste als MTA und die Dauerbelastung mit zwei noch kleinen Kindern. Einen Grund gab es immer. Dann bekam ich die Quittung. Das Unsichtbare war festgehalten in Form weißer Flecken auf dem MRT. Ich hatte MS. Diagnose 2004.

Seit dieser Zeit verschlimmerte sich die Fatigue, denn die Belastungen wurden nicht weniger. Meine Berentung stellte zwar eine gewisse finanzielle Sicherheit dar, aber die Rechtsstreite um Kindesunterhalt gingen weiter. Kinder müssen versorgt werden, die Schule fordert und der Alltag in Form von Miete und Lebenshaltungskosten will bezahlt werden. Dazwischen zahlreiche Schübe und die Krankheit nahm ihren Lauf. Aber ich lernte mit den Jahren, die Fatigue und andere Symptome einigermaßen in den Griff zu bekommen. Heute mehr als noch vor Jahren, denn Schübe durchkreuzen nicht mehr meinen Alltag. Mein Verlauf ist heute sekundär chronisch progredient. Dies habe ich akzeptiert und die schubförmigen Unpässlichkeiten verabschiedet.

Im Sommer stellte mir wieder zum x-ten Mal ein Nachbar meiner Eltern die Frage: „Du kannst ja immer noch laufen?" Was hätten Sie geantwortet? Ich schwieg, denn meine Beine spielten ein Eigenleben und in meinem Kopf herrschte Chaos. Die Synapsen liefen Amok. Stattdessen verabschiedete ich mich mit meiner Bekannten von ihm und setzten uns bei einer Tasse Kaffee zusammen. Ihr Sohn bekam Anfang Januar letzten Jahres mit 16 Jahren die Diagnose MS. In solchen Situationen bin ich als Gruppenleiterin und als Mensch gefragt um zu informieren, Hilfe anzubieten, Kontakte herzustellen und Beistand zu geben. Ich tue dies oft, aber es setzt mir auch zu, da ich selbst weiß, was die Diagnose MS bedeutet. Es ist grausam, einem Jugendlichen und dann seiner Mutter gegenüber zu sitzen.

Immer wieder stürze ich in depressive Episoden, was mir nach der Fatigue, der verkürzten Laufstrecke und Blasenschwäche am meisten zusetzt.
Der unsichtbare Dämon meiner Gefühle, meiner Psyche, sitzt an manchen Tagen am frühen Morgen an meiner Bettkante. Gewisse Strategien wende ich an, aber es gelingt mir nicht immer, sie umzusetzen. Das Leben kommt mir einfach dazwischen.

21.1 Neuroplastizität

Heute weiß man, dass die Neuroplastizität[52] unser Gehirn befähigt, sich zu verändern, zu wachsen, seinen Aufbau und seine Funktionen so zu verändern, dass es optimal auf neue äußerliche Einflüsse und Anforderungen reagieren kann. Darauf werden bei Therapien in der Reha (oder zu Hause) angesetzt. Es werden beispielsweise neue Verbindungen zwischen einzelnen Nervenzellen (Synapsen) gebildet. Also die Grundvoraussetzung für jede Form des Lernens. Durch Training verändert sich das Gehirn.

Es gibt viele Möglichkeiten die Neuroplastizität zu unterstützen: Ernährung, Schlaf, Gedächtnistraining, jeden Tag ein neues Wort lernen, Ergotherapie, sich bewegen und aktiv zu bleiben. Nach einem Schlaganfall, Verletzungen und auch bei der Multiplen Sklerose kann die Neuroplastizität sich an schwierige Situationen anzupassen und neue Wege erlernen. Auch nach Jahren ist unser Gehirn so flexibel, dass es an Veränderungen arbeiten kann. Bei der MS kann die an verschiedenen Ebenen angewandt werden bzw. sind beschrieben worden: bei sensorischen und motorischen Veränderungen. In der Neurorehabilitation wird die Kenntnis genutzt, dass das Gehirn grundsätzlich jederzeit trainierbar ist. Dadurch können körperliche und kognitive Einschränkungen trainiert und verbessert werden.

Sprechen Sie unbedingt bei Ihrem nächsten Arztbesuch das Thema „Neuroplastizität" an, denn es gibt auch zahlreiche ambulante Möglichkeiten zusätzliche zu einer stationären Rehabilitation.

Verzeihen Sie mir meine kleine Abschweifung, aber diese war notwendig, um unsere Erkrankung und die Therapiemöglichkeiten, auch ein Leben mit einer chronischen Erkrankung für Außenstehende und die Familie besser verstehen zu können.

Mein Tagesablauf ist strukturiert und geplant. Zwar mache ich weniger als früher, gehe weniger aus, auch selten am Wochenende, aber das, was ich mache, ist genug und ich bin damit zufrieden.

Haben Sie schon einmal etwas gegessen und wissen nicht wie es schmeckt, aber zum Glück können Sie sehen, was Sie essen?

Ein weiteres unsichtbares Dilemma in meinem MS-Alltag: Ich habe eine sogenannte Hypogeusie. Mein Geschmacksempfinden ist insgesamt abgeschwächt. Ausgelöst durch einen Schub vor etlichen Jahren, was mich nicht hindert zu kochen und zu backen. Ich bin ein Geschmacksjongleur in meiner Küche geworden. Durch jahrzehntelange Erfahrung würze ich nach Gefühl, und ob Sie es glauben oder nicht, überwürzen kommt bei mir nicht vor. Ein Erlebnis blieb mir aber in Erinnerung: Meine Freundin ließ ihre köstlichen von ihren zubereiteten Bratkartoffeln auf dem Teller liegen und behauptete, sie wären versalzen. Ich schaufelte die Kartoffeln regelrecht in mich rein, da ich dies als Unsinn abtat. In der Nacht war keine Wasser-flasche vor mir sicher und da wusste ich, die Bratkartoffeln waren tatsächlich versalzen gewesen. Ich schmeckte es nur nicht mehr. Ein neues unsichtbares Symptom war geboren. Das Einzige, was mich bei dieser Sache stört: Alle in meinem Umfeld wissen, dass ich wenig bis unterschiedlich oder nichts schmecke und jeder fragt mich: „Schmeckt's dir?"

Ein Riesenproblem der unsichtbaren Probleme ist meine Blasenschwäche, zeitweise auch eine Inkontinenz. Palettenweise verbrauchte ich in den letzten Jahren Inkontinenzbinden. Häufig wurde ich mit anticholinergen Medikamenten therapiert, Beckenbodentrainingskurse absolvierte ich, ein Biofeedback-Gerät probierte ich aus und doch half bisher nicht wirklich etwas. Wie oft lief ich vor der Wohnungstür Amok und erreichte die Toilette nicht rechtzeitig. Die Niagarafälle sind nicht zu verhindern und die Scham, als es mir in der Stadt passierte, kurz bevor ich mein Auto erreichte, nicht zu beschreiben. Bitte halten Sie für solche Fälle eine Plastiktüte im Auto parat, sonst sind ihre Sitze nass. In solchen Situationen wurden meine unsichtbaren Symptome sichtbar als nasse Hose.

Meine vollwertige Kost, mein regelmäßiges Wassertrinken, die Bewegungen und getrocknete Feigen/Datteln haben auf meine Obstipation einen großen Einfluss. Sie wurde seltener in den letzten vier Jahren. Hier weiß ich leider nur diese Ratschläge.

Ein Geist ist unsichtbar, so wie meine kognitiven Störungen, die aber sichtbar werden, wenn ich Fehler mache. Meine Umwelt braucht schon eine gute Portion Geduld und Einsicht mit mir. Ich gebe zu, die Konzentrations- und Gedächtnisstörungen wurden mit den Jahren schlimmer und laut meines Neurologen wird es noch schlimmer. Na bravo, dachte ich, als ich das hörte. Doch ich gehe inzwischen recht gelassen damit um. Ansonsten hätte ich nur noch zusätzlichen Stress, was meine MS gar nicht mag.

Mein Kurzzeitgedächtnis ist betroffen. Da ich gelernte MTA bin, fielen mir die Arbeiten im Labor, das EKG-Schreiben und die praktischen Dinge bis zum endgültigen Ausscheiden aus meinem Beruf 2016 nicht schwer. Es fällt unter mein Langzeitgedächtnis. Leider verstehe ich heute Erklärungen am PC oder andere Gegebenheiten im Alltag nicht beim ersten Mal. Oft muss man mir solche Dinge mehrmals erklären. Sind Wochen vergangen, frage ich oft genau dasselbe wieder. Dieser Zustand macht mir manchmal Angst, denn auch meine Kinder frage ich zum x-ten Mal das Gleiche. Dass die Stimmung bei uns zu Hause ab und zu recht angespannt ist, können Sie sich sicher vorstellen!

Die erste Spastik meiner MS-Karriere hatte ich einen

Tag nach dem Tod meines geschiedenen Mannes vor zwölf Jahren. Der Schock seines Ablebens, die Gewissheit, nun für zwei Kinder trotz meiner Krankheit allein sorgen zu müssen, lösten Spastiken im rechten Bein aus. Irrational, denn ich versorge, lebe und verbringe seit 2001 Tag und Nacht allein mit meinen zweien. Und doch, dieses Endgültige, Nichtgreifbare, schockierte und lähmte mich in der ersten Zeit nach seinem Tod. Die Spastiken verließen mich seitdem nicht mehr. Sie sind sehr unangenehm, besonders beim Einschlafen oder beim Gehen. Doch es gibt zum Glück dagegen Medikamente und Behandlungsmöglichkeiten.

Ataxie – niemand achtet darauf, keiner sieht es. Nach wenigen Metern ist dieses Symptom heute bei mir sichtbar. Aber all die Jahre davor waren diese Koordinationsprobleme nur während eines Schubs sichtbar. Anschließend machten sie sich aus dem Staub und wurden wieder unsichtbar.
In meinem Fall waren Sensibilitätsstörungen und Koordinationsprobleme in den Beinen und Armen eines der ersten Anzeichen der MS, neben der Fatigue, lange bevor der Verdacht dieser Krankheit geäußert wurde. Heute noch greife ich ab und zu daneben oder lasse etwas fallen, da sich die Hand öffnet, ohne dass ich es ihr signalisiere. Aber durch krankengymnastische Übungen und das Üben an Geräten versuche ich diese Misere zu stabilisieren, damit es sich nicht weiter verschlechtert. Trotzdem: Nichts ist befreiender, als Geschirr und sonstiges fallen zu lassen, denn beim nächsten Umzug muss ich weniger davon einpacken. Mit Humor bekomme ich mitunter gewisse Situationen besser in den Griff.

Alle drei Hilfsmittel begleiten meinen Alltag: Gehstock, Rollator und Rollstuhl. Meinem Stock habe ich einen Namen gegeben: Paulchen. Er begleitet mich täglich, fährt im Auto und auf Reisen mit, kennt meine Handtasche und meinen Koffer. Er ist ein liebgewonnener Freund. In Zeiten der Schübe vor über 15 Jahren waren sowohl Paulchen noch mein Rollator entbehrlich. Heute sind sie ein fester Bestandteil in meinem Leben. Früher unsichtbar für die Welt, heute sichtbar.

Im letzten Jahr ist ein Zuggerät für meinen Rolli Max dazugekommen. Sie verstehen sich prächtig und mir eröffnen sich neue Perspektiven, die Welt zu entdecken. *Bitte keine Angst vor Hilfsmitteln – sie erleichtern den Alltag! Sie geben ihnen Lebensqualität zurück.*

Das letzte Thema, Sexualität, überlasse ich ihrer Fantasie, denn wer will schon zugeben, dass er nicht mehr so kann und fühlt wie früher!

In diesem Sinne ... halten Sie durch und wenn Sie mehr von mir wissen wollen, dann schreiben Sie mich an – Sie wissen, wo Sie mich finden können!

Herzlichst

Ihre Caro
www.frauenpowertrotzms.de

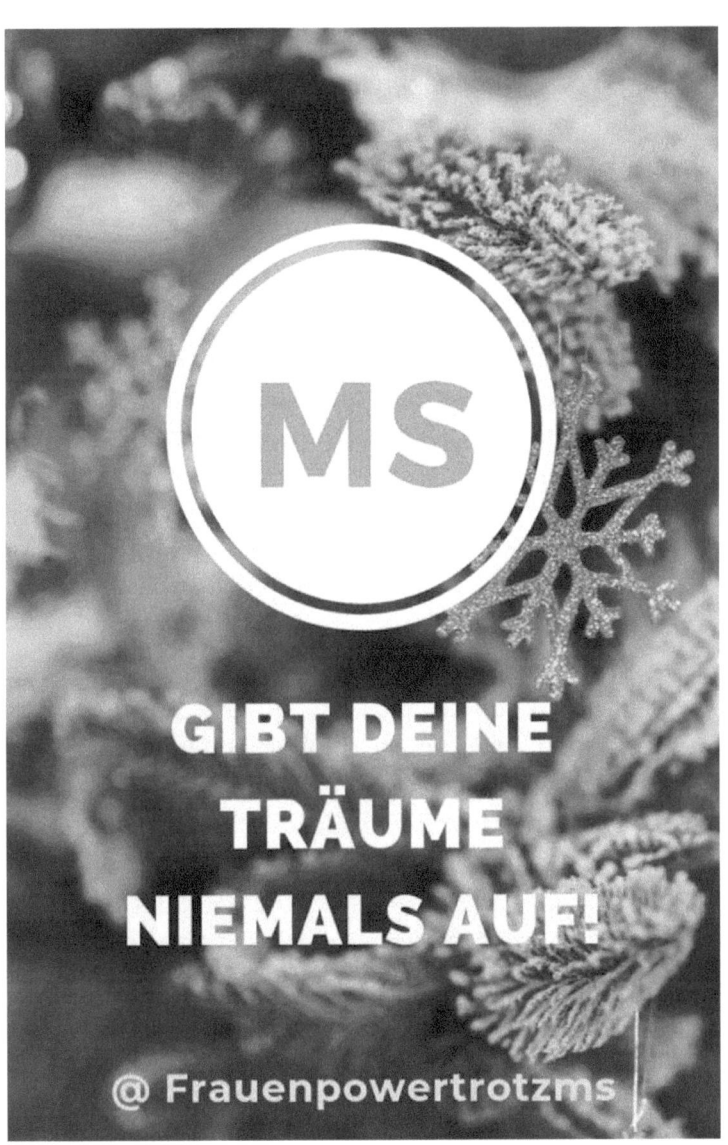

22. Anhang

22.1 Über die Autorin

Nun bin ich am Ende meines Ratgebers, der klein, aber fein ist, in jede Handtasche passt und zu jedem Arztbesuch mitgenommen werden kann.

Durch die „eigenen Notizen" hat man seine Fragen und Symptome schnell zur Hand. Sie sollen helfen, sich im medizinischen Dschungel etwas zurecht zu finden. Mein Ratgeber ist eine Hilfestellung im Umgang im Alltag mit der Unsichtbarkeit, die uns oft das Leben nicht so leben lässt, wie wir es gerne möchten. Aber lassen Sie sich nicht entmutigen! Nehmen Sie Hilfe von lieben Personen in Ihrem Umfeld an und scheuen Sie sich nicht fachlichen Rat einzuholen. Lernen Sie um Hilfe zu bitten, ein wichtiger Punkt, den ich erst lernen musste. Wenn erst der erste Schritt getan ist, lösen sich manche Knoten und Symptome.

Mein Buch soll zeigen, dass es gute Wege zum Umsetzen eines glücklichen, erfüllten Lebens gibt, trotz und mit einer chronischen Erkrankung. Angehörige verstehen hoffentlich mithilfe dieses Buches, was ein MS-Betroffener oft bewältigen muss, wie er manch peinliche Situation erlebt und dadurch verletzt ist. Manchmal ist er ratlos, ebenso wie der Partner.

Gehen Sie gemeinsam diesen Weg! Keiner sollte mit so einer chronischen Erkrankung allein sein. Wenn Sie keinen Partner haben, dann versuchen Sie Kontakte zu Selbsthilfegruppen (ortsansässige SHG finden Sie unter www.dmsg.de unter den entsprechenden Landesverbänden) zu knüpfen. Sprechen Sie Ihren Arzt oder Ihre MS-Schwester an, melden Sie sich in MS-Foren an, pflegen Sie Kontakte und Freundschaften, auch wenn vielleicht wenige übrig sind, und vertrauen Sie sich selbst. Verlieren Sie Ziele und Wünsche nicht aus den Augen. Es gibt noch so vieles, was man auch mit der Krankheit MS tun kann. Erfüllen Sie sich einen langersehnten Wunsch. Gute finanzielle Unterstützung bekommen Sie auch bei ortsansässigen Vereinen oder Stiftungen, denn es gibt Dinge, die man allein nicht mehr stemmen kann und das sollte nicht der Grund sein, zu Hause zu bleiben.

Ich wünsche allen Menschen mit MS, mit einer neurologischen Erkrankung oder einer Behinderung, dass sie nicht resignieren, dass sie am gesellschaftlichen und beruflichen Leben teilnehmen können. Bei Fragen, die Sie verletzen oder stören, setzen Sie mit ein paar freundlichen Worten etwas dagegen.

Schlagen wir die Unwissenden und die Unsichtbarkeit mit eigenen Waffen!

Ihre Caroline Régnard-Mayer
Landau, Mai 2023

22.2 DANKE

Meiner Familie, meinen Freunden, Follower und Lesern bei Facebook, Instagram und im realen Leben.
Meinen Kindern für ihre große Geduld, wenn ich im Alltag mal wieder alles vergesse, keine Entscheidung treffen kann und vieles durcheinander bringe. Wenn ich wochenlang hinter dem PC abtauche, um zu schreiben. Ich liebe euch für das, was ihr seid, und weil ihr mein Leben bereichert.

Wenn Ihnen mein kleiner Ratgeber gefallen hat, zögern Sie bitte nicht, eine Bewertung (Rezension) abzugeben oder Kontakt mit mir aufzunehmen. Ich freue mich immer von meinen Leserinnen und Leser zu hören, und die Bewertungen helfen denjenigen, die meine Bücher und mich noch nicht kennen, sie zu finden.
Die MS-Community ist in den letzten Jahren gewachsen und der Austausch untereinander nach der Diagnose ein wichtiges Anliegen für mich. Dafür habe ich auch dieses Buch geschrieben.

Alles Gute!
Caro

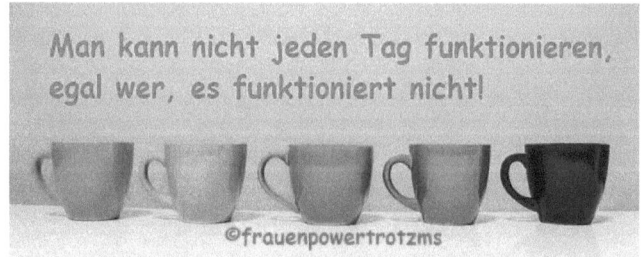

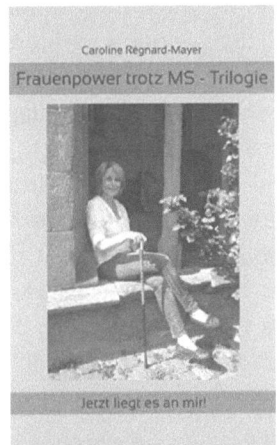

**Frauenpower trotz MS
- Trilogie**

Jetzt liegt es an mir!

ISBN: 978-3-7357-9260-0,
232 Seiten, Verlag BOD

„Frauenpower trotz MS" als Sammelband (3-in-1):
Mit 39 Jahren bekam Caroline Régnard-Mayer im Entlas-
sungsbericht der Klinik diagnostiziert, dass sie Multiple
Sklerose (MS) hat, die sie in ihrem weiteren Leben nun begleiten sollte. Nach zahlreichen Klinikaufenthalten und er-
folglosen Therapien stellte sie sich dieser unheilbaren
Erkrankung und nimmt die Leser mit auf eine Achterbahn-
fahrt, die authentisch und fesselnd erzählt wird. Ihr eigenes
Akzeptieren der MS und das Leben mit der Krankheit be-
deutet an jedem Tag eine Herausforderung. Dennoch ge-
nießt die Autorin ihr Leben, schöpft Kraft im Glauben und der
Feldenkrais-Lehre und sieht positiv in die Zukunft. In der vor-
liegenden Trilogie möchte die Autorin ihre Leser mit einem
ähnlichen Schicksal oder Lebenskrise ermutigen.
Auch einzeln erhältlich und als E-Book, wie all meine Bücher.
Caroline Régnard-Mayer, geboren im Mai 1965, ist von Beruf
MTLA. Berentet seit 2005 durch ihre Erkrankung Multiple
Sklerose. Erste MS-Symptome nach der Geburt ihrer Tochter
1995.
Sie hat zwei Kinder und lebt in Landau in der Pfalz.

**Die Autorin schreibt Ratgeber für andere Betroffene zur Er-
mutigung und Information, ebenso zur eigenen Krankheits-
bewältigung.**

Bekannt in Fachkreisen wurde sie mit ihrem ersten Buch „Frauenpower trotz MS... aus dem Leben gegriffen!" (Biografie). Das wichtigste Buch für die Autorin ist ihr **Ratgeber** „Wir haben MS und keiner sieht es". (Orginalauflage 2015 ISBN: 978-1508-4186-03)

Des Weiteren erschienen sind ihre aktuellen **Kinderfachbücher** „Mama/Papa ist anders gesund – Kindern Multiple Sklerose erklären", ihre **Kochbücher** „Koche dich glücklich mit Caro" und „Guten Appetit MS", **zwei Ratgeber** „Keine Angst vor der Blase" und „Das Gesicht hinter der Diagnose Multiple Sklerose". 2017 erschien das **Sachbuch** „Pflegende Angehörige brauchen Auszeiten", ein sachlich-kritisches Buch rund um das Thema Pflege.

Ihre fünf **Gedichtsbände** sind wahre MS-Gedankenspiele mit Fotos, Illustrationen und Collagen untermalt.

Frau Régnard-Mayer ist seit übe 16 Jahren Gruppenleiterin einer MS-Selbsthilfegruppe und stimmberechtigtes Mitglied im Kommunalen Beirat für Menschen mit Behinderung der Stadt Landau.

Sie können Kontakt mit der Autorin aufnehmen unter:
www.frauenpowertrotzms.de

Zu diesem Buch, das Sie eben gelesen haben, schrieb ich einen ergänzenden Ratgeber:

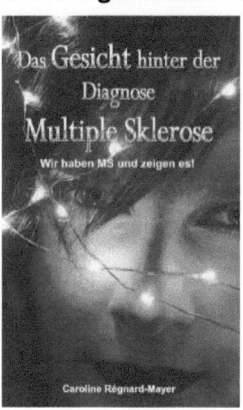

Das Gesicht hinter der Diagnose Multiple Sklerose: Wir haben MS und zeigen es! Taschenbuch – 3. Januar 2023

22.3 Bildersprüche von mir für meine Leserschaft

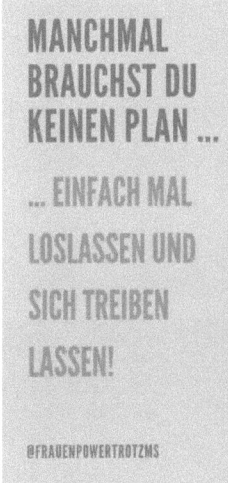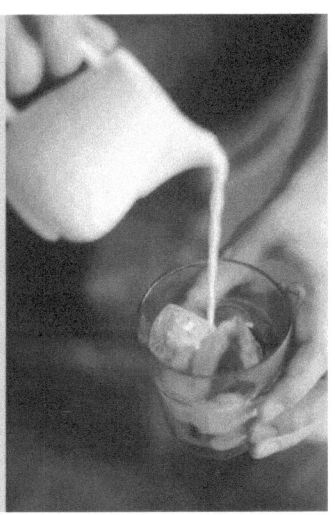

MANCHMAL BRAUCHST DU KEINEN PLAN ...

... EINFACH MAL LOSLASSEN UND SICH TREIBEN LASSEN!

@FRAUENPOWERTROTZMS

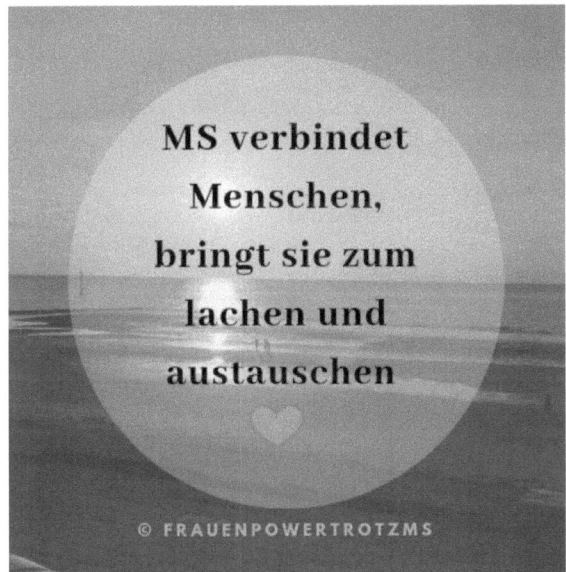

MS verbindet Menschen, bringt sie zum lachen und austauschen

© FRAUENPOWERTROTZMS

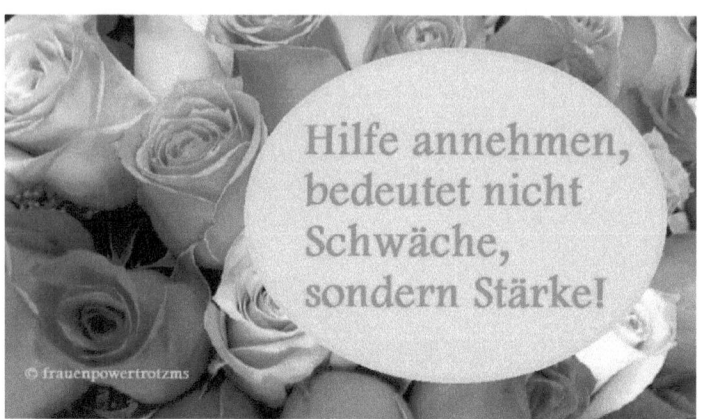

Unsichtbare Symptome bei MS bleiben unsichtbar,
wenn du sie deinen Mitmenschen nicht erklärst!

© frauenpowertrotzms

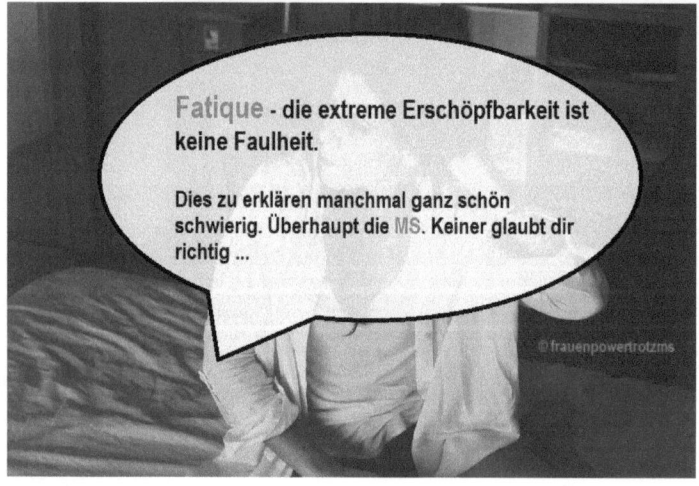

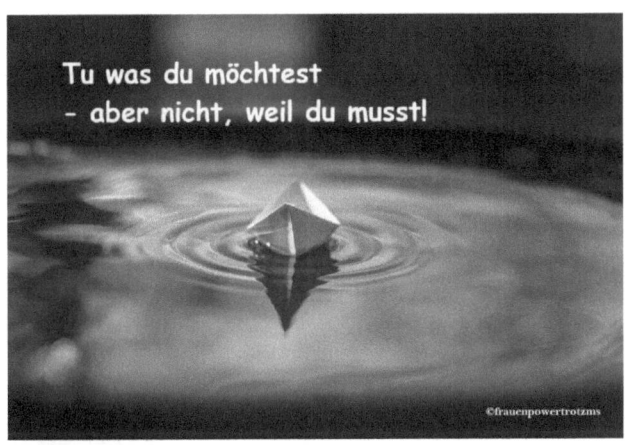

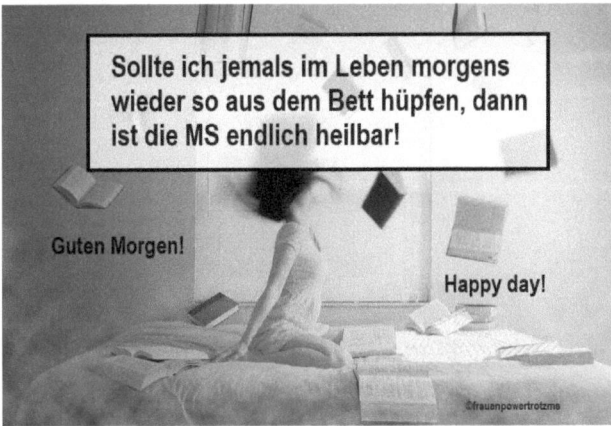

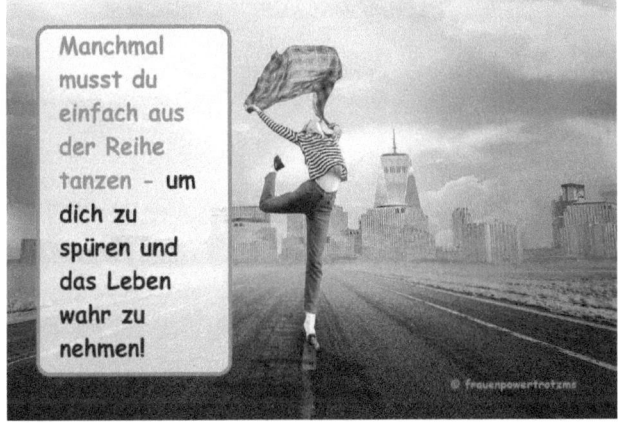

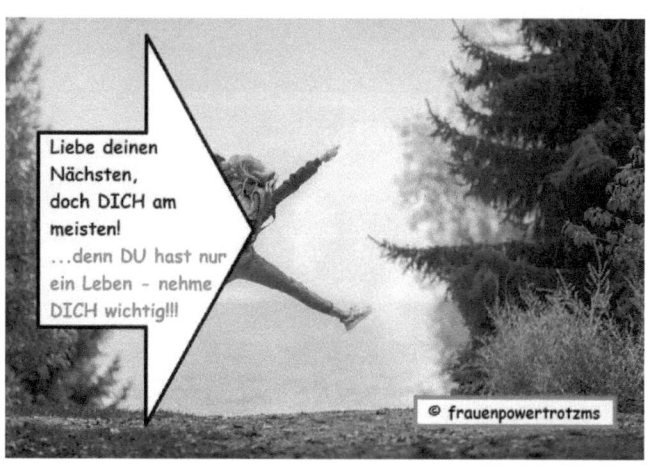

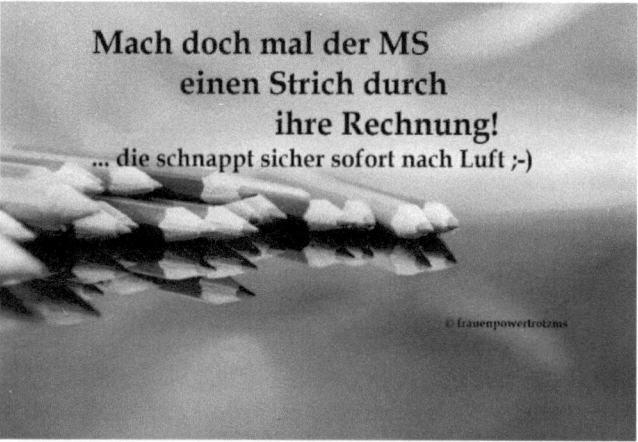

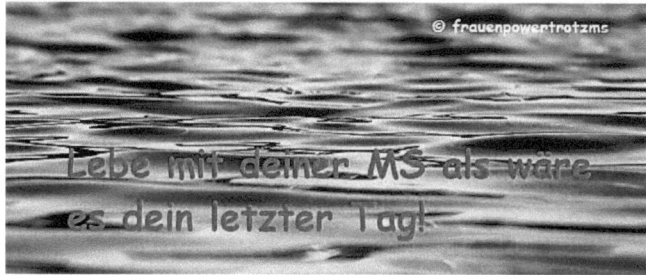

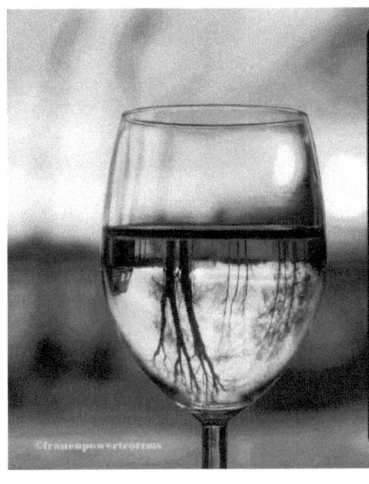

Egal wie du die **Diagnose Multiple Sklerose verarbeitest** – es lohnt sich jeden verdammten Tag weiter zumachen. Nicht für andere, sondern für dich selbst!

#sichtbarwerden

©frauenpowertrotzms

Fatigue bei MS und chronischen Erkrankungen!

total erschöpft

zusammenreißen geht einfach nicht, auch wenn man möchte

chronisch müde

anders als normal müde

einfach nur schlafen wollen

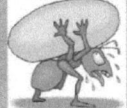

empfindsam

ausgelaugt

konzentrationslos

kurz vorm zusammenbrechen

wie eine schwere Last auf den Schultern

©frauenpowertrotzms

Steine auf deinem Weg bedeuten nicht aufgeben, sondern springe über sie und baue etwas Neues!

© frauenpowertrotzms

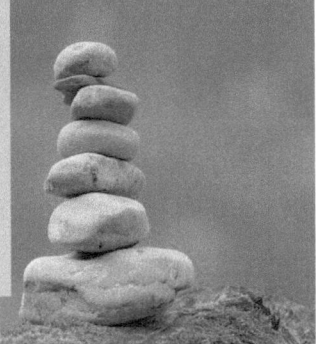

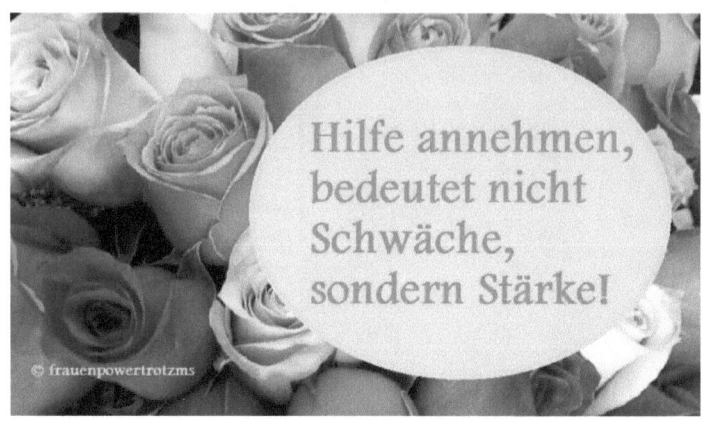

Hilfe annehmen,
bedeutet nicht
Schwäche,
sondern Stärke!

Liebe **MS**
leider kann ich dich in der
Hölle nicht besuchen, da
ich unter Herrn **Uhthoff**
schon genug leide.
Ich wurde höllenuntauglich
geschrieben 😉

Pech für dich 😜 Glück muss
der Mensch auch mal haben.

22.4 Quellenverzeichnis/Endnoten

[1] Wikibooks (2023) >Medizin-Disclaimer<
https://de.wikibooks.org/wiki/Vorlage:Medizin-Disclaimer

[1 a] CBD=Wirkstoff Cannabidiol, der aus der Hanfpflanze stammt (freiverkäuflich ohne THC) – Einnahme trotzdem nur mit Absprache Ihres Arztes!

[2] Was ist Multiple Sklerose (MS)? Hier können Sie sich über Grundlagen, Symptome, Verlauf und Diagnose von Multipler Sklerose informieren.
https://www.dmsg.de/multiple-sklerose/was-ist-ms

[3] Therapie eines MS-Schubs: https://www.amsel.de/multiple-sklerose/behandeln/therapie-eines-multiple-sklerose-schubs/

[4] Michael C. Levin, MD, College of Medicine, University of Saskatchewan
https://www.msdmanuals.com/de-de

[5] >Frauenpower trotz MS ...aus dem Leben gegriffen! < Caroline Régnard-Mayer
https://www.amazon.de/Frauenpower-trotz-MS-gegriffen-Trilogie-ebook/dp/B01CPE4464

[6] DMSG-Landesverband Rheinland-Pfalz https://dmsg-rlp.de/

[7] Neurologisches Rehabilitationszentrum Quellenhof, Bad Wildbad, Sana-Klinik
https://www.sana.de/quellenhof-wildbad

[8] https://www.amsel.de/multiple-sklerose/

[9] https://dmsg-hessen.de/2020/09/17/atlas-der-ms-zahl-der-multiple-sklerose-erkrankten-steigt-auf-weltweit-28-millionen/ Stand: 23.04.23 (Zahl ändert sich von Jahr zu Jahr.)

[10] https://frauenpowertrotzms.de/diagnose-multiple-sklerose-ms-einfach-erklaert/

[11] https://www.ms-klinik.de/de/leistungsspektrum/medizin/immunadsorption.html
https://www.primomedico.com/de/behandlung/plasmapherese/#:~:text=Die%20Plasma pherese%20ist%20ein%20medizinisches,krankheitsverursachender)%20Blutbestandteile %20aus%20dem%20Blutkreislauf

[12] https://www.dmsg-hamburg.de/wp-content/uploads/2019/09/Plasmaferese-MS-Netz-HH-2004.pdf

[13] https://www.neurologen-und-psychiater-im-netz.org/psychiatrie-psychosomatik-psychotherapie/stoerungen-erkrankungen/depressionen/
https://de.wikipedia.org/wiki/Depression#:~:text=Typische%20Symptome%20einer%20 Depression%20sind,Lebensqualit%C3%A4t%20sind%20dadurch%20oft%20beeintr%C3% A4chtigt.

[14] https://psychische-hilfe.wien.gv.at/fakten/depressionen/arten-von-depressionen/

[15] https://www.therapie.de/psyche/info/index/diagnose/depression/ursachen-ausloeser/#:~:text=Biologische%20Faktoren&text=Eine%20erbliche%20Veranlagung%20 bedeutet%20aber,und%20anderer%20psychischer%20St%C3%B6rungen%20beeinflusse n.

[16] https://gesund.bund.de/depression#auf-einen-blick

[17] Weitere Informationen finden Sie auch unter www.dmsg.de oder www.amsel.de

[18] https://www.multiplesklerose.ch/PDF/de/Infoblaetter/03_Psychische_Aspekte/MS-Info_Fatigue.pdf

[19] https://spoks-ms.de/

[20] https://www.ktu.vo.tum.de/de/abteilungen/neurologie/multiple-sklerose-klettern/#:~:text=Trainingsort%20ist%20die%20Kletter%2D%20und,durch%20die%20Neurologische%20Gemeinschaftspraxis%2C%20Prof.
https://frauenpowertrotzms.de/klettern-mit-ms-i-warum-es-einen-therapie-und-trainingseffekt-hat/

[21] https://www.medwiss.de/2021/02/22/medikamente-gegen-fatigue-bei-ms-wie-wirksam-sind-sie/

[22] https://www.motomed.com/betroffene/multiple-sklerose/

[23] https://www.aerztezeitung.de/Medizin/Trigeminusneuralgie-bei-MS-besonders-haeufig-319324.html

[24] https://www.schmerzgesellschaft.de/topnavi/patienteninformationen/schmerzerkrankungen/nervenschmerzen

[25] https://hanfgefluester.de/shop/?ref=9EWrVTpCVD5V

[26] https://www.amsel.de/multiple-sklerose-news/medizin/botox-bei-multipler-sklerose/

[27] https://www.dmsg.de/ms-kognition/diagnose.html

[28] https://neu.meine-unsichtbare-behinderung.de/unsichtbare-symptome-bei-ms/

[29] https://www.springermedizin.de/emedpedia/klinische-neurologie/geruchs-und-geschmacksstoerungen?epediaDoi=10.1007%2F978-3-662-44768-0_49
https://www.augsburger-allgemeine.de/panorama/metallischer-geschmack-mund-dysgeusie-ursache-id64235976.html

[30] https://www.kontinenzzentrum.ch/de/erkrankungen/neurogene-blasenstoerungen/multiple-sklerose.html
https://www.msundich.de/symptome-formen/stoerungen-der-blasen-und-darmfunktion-bei-ms
https://www.thieme.de/de/gesundheit/blasenfunktionsstoerung.htm

[31] https://www.multiplesklerose.ch/PDF/de/Infoblaetter/01_Medizinische_und_therapeutische_Fragen/MS-Info_Blasen-_und_Darmstoerungen.pdf

[32] https://www.dmsg.de/multiple-sklerose/ms-erforschen/grafiken-des-quartals/monats/berichte-zu-grafiken-des-quartals/monats/sexuelle-stoerungen-bei-ms

[33] https://colostrum.de/ und https://www.swissbiocolostrum.com/de/ueber-colostrum/was-ist-colostrum

[34] https://frauenpowertrotzms.de/ergotherapie-bei-ms-%CE%B9-warum-rechtzeitig-damit-beginnen/ und https://www.ergotherapie-kompetenz.de/neurologie/multiple-sklerose/

[35] https://www.netdoktor.de/therapien/biofeedback/ und
https://www.schmerzgesellschaft.de/topnavi/patienteninformationen/psychologische-

schmerzbehandlung/biofeedback

[36] https://www.netdoktor.de/therapien/biofeedback/neurofeedback/

[37] Buch „Lerne deine Krankheit zu gehen" G. Lenk

[38] https://www.naturheilkunde.de/naturheilverfahren/bachblueten-therapie.html

[39] https://www.dhu.de/schuessler-salze/richtig-auswaehlen?gclid=CjwKCAjwo7iiBhAEEiwAslxQEcukTYdpuMmdtak5o1YXEyWku1mqNi3Yu3YG-859TsAwllLb-OEt6hoCRzMQAvD_BwE&adfcd=1682877653.C6WY_1WsD0OpbJbZnj_u9A.Mjg3OTE3MCwxOTExMjM5M5

[40] https://www.hellinger.com/familienstellen/

[41] Buch „Lerne deine Krankheit zu gehen" G. Lenk

[42] https://de.wikipedia.org/wiki/Hom%C3%B6opathie und https://www.zentrum-der-gesundheit.de/bibliothek/naturheilkunde/alternativen-zu-medikamenten/homoeopathie und Buch „Hausapotheke für den homöopathischen Patienten von Dr. med. Norbert Enders

[43] https://www.gesundheit.gv.at/leben/stress/progressive-muskelentspannung.html

[44] https://ita-wegman-therapeutikum.de/therapiespektrum/feldenkrais/

[45] https://www.aerztezeitung.de/Medizin/Hippotherapie-bei-MS-punktet-in-neuer-Studie-312397.html und https://www.amsel.de/multiple-sklerose/ms-themen/ms-und-sport/hippotherapie/welche-wirkung-hat-hippotherapie-auf-die-ms/

[46] https://www.amsel.de/multiple-sklerose/ms-themen/ms-und-ernaehrung/

[47] https://www.neurologen-und-psychiater-im-netz.org/neurologie/news-archiv/artikel/auch-die-ernaehrung-kann-beschwerden-der-ms-beeinflussen/

[48] https://www.amsel.de/multiple-sklerose/ms-themen/ms-und-ernaehrung/was-wir-empfehlen/ernaehrungsformen-und-diaeten/

[49] https://coimbraprotokoll.de/ und https://frauenpowertrotzms.de/gastbeitrag-das-coimbraprotokoll-bei-ms-berichtet-von-marit-mueller/

[50] https://www.zentrum-der-gesundheit.de/bibliothek/abnehmen/fasten-uebersicht/intermittierendes-fasten

[51] https://www.gesundheitsfundament.de/fundament/ernaehrung/dr-wahls-diaet/

[52] https://www.thieme.de/de/ergotherapie/neuroplastizitaet-gehirn-lernt-immer-114416.htm

[53] https://www.neurologen-und-psychiater-im-netz.org/psychiatrie-psychosomatik-psychotherapie/therapie/entspannungsverfahren/autogenes-training/

[54] https://www.rheuma-liga.de/rheuma/krankheitsbilder/osteoporose

EIGENE Notizen

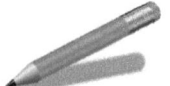